いろんな
健康・医療の「情報」に惑わされないための31のヒント

医療ジャーナリスト　北澤京子

はじめに

私たちの身の回りには、健康や医療に関する情報がたくさんあります。いやむしろ、健康や医療に関する情報であふれ返っていると言ってもいいかもしれません。

テレビの情報番組やショッピング番組では、健康や医療に関するさまざまな〝お悩み〟を解決する（と称する）情報が、毎日のように紹介されています。

ダイエットをしたい人には、簡単にできておいしい（?）レシピや低カロリーでも満足できる（?）スイーツ、足腰を鍛えたい人には、ずぼらな人でも続けられる（?）トレーニング法や1日たった3分で済む（?）運動器具、薄毛が気になる人には、頭頂部をふっくら見せる（?）ヘアアレンジや聞いたことがない成分が入った（?）シャンプー……例を挙げればきりがありません。

そして、この手の情報には、必ずと言ってよいほど、試してみて「よかった！」という体験談がついてきます。その人が実際に体験したことを話しているのか、視聴者が確認することはできません。もしかしたら、よい印象を話すようにスポンサーから依頼されただけかもしれません。

ただそれでも、嬉しそうに「よかった！」という人を見ると、なんだか自分にもよさそうに思えてしまいます。

インターネット上には、さらに多くの情報があふれています。今や、何か知りたいことがあれば、とりあえずパソコンやスマートフォンでグーグル（や他の検索エンジン）のアプリを開いて検索することが習慣化しています。

検索エンジンは確かに便利ですが、結果を順に閲覧して自分の知りたい情報なのかを確認する手間がかかりますし、キーワードの選び方によっては検索を繰り返してもぴったりの情報にたどり着けないこともあります。

時には正反対の情報、たとえば「○○は有効！」と「○○は危険！」が同時に出てきて、かえって分からなくなってしまうことも……。

その点、チャットGPT（ジーピーティー）をはじめとする対話型の人工知能（AI）は、指示をするだけで瞬時にもっともらしい返事をしてくれるので、ついそのまま信用してしまいがちです。

ですが、チャットGPTの開発元であるオープンAIは、専門家による確認を受けずに、また、AIを使用したことや、AIには潜在的な限界があることを示さずに、チャットGPTを健康や医療に関する個別のアドバイスに使わないようクギを刺しています1)。

チャットGPTは、インターネット上の膨大な文章を読み込んで、単語がどう並ぶかのパターンを学習しているため、個々の単語の意味を理解していなくても、それらしい文章を作って返事をすることができます。でも、だからと言って、その返事が常に正しいという保証はありません。

健康や医療に関する情報を入手し、その内容を理解し、さらに評価して、その後の判断や行動に生かすかどうかを最終的に決めるのは、あくまで私たち自身です。

でも現実には、健康や医療に関するさまざまな情報を前に、

「情報があっても、どこにあるのかが分からない」

「自分にぴったりの情報が探せない」

「情報の質を吟味できない」

という課題を抱えています。中でも重要なのが3番目です2)。

インターネットが普及し、各種のＳＮＳ（ソーシャル・ネットワーキング・サービス）が手放せなくなっている現代の私たちは、健康や医療に関する情報の山の中から、質の高い情報、言い換えれば正確で信頼できる情報を見極めて（このことは同時に、質が低い情報は捨てる、せいぜい話半分に聞いておくことを意味します）、自分の判断・行動に役立てる能力を高め、スキルを身に付ける必要があります。

しかし、そうは言っても、具体的にどうすればよいのでしょうか？　残念ながら、これさえ守ればＯＫというマジックがあるわけではありません。それでも、できることはあります！

本書では、誰でもちょっとした心構えがあればできる、健康や医療に関する情報を吟味するためのヒントを共有していきたいと考えています。どこからでも好きなところから、気軽に読んでみてください。

では、始めましょう！

第7章　自分の中にあるバイアス

第1章

やっぱり気になる！健康・医療情報

Tips to avoid being misled by health and medical information

1 もっと健康になりたい！

厚生労働省の「2019年国民生活基礎調査」[1]では、全国から抽出した約72万人のうち6歳以上の人（入院中の人は除く）を対象に、自分の健康状態について尋ねました。その結果、健康状態が「よい」と答えた人は21・1％、「まあよい」は18・5％、「ふつう」は46・5％で、これらの合計、つまり自分はおおむね健康だと答えた人が86・1％に上りました。

東京都が実施した「健康に関する世論調査」（2021年実施、回答は18歳以上の1939人）[2]でも、健康状態が「よい」と答えた人と「まあよい」と答えた人を合計すると80・6％に達していました（次ページ図）。これら2種類の調査から、日本人の8割程度は自分のことを健康だと自覚していることがうかがえます。この割合は、少なくとも東京都の調査では、過去

日本人の8割くらいは自分のことを「健康だ」と思っている

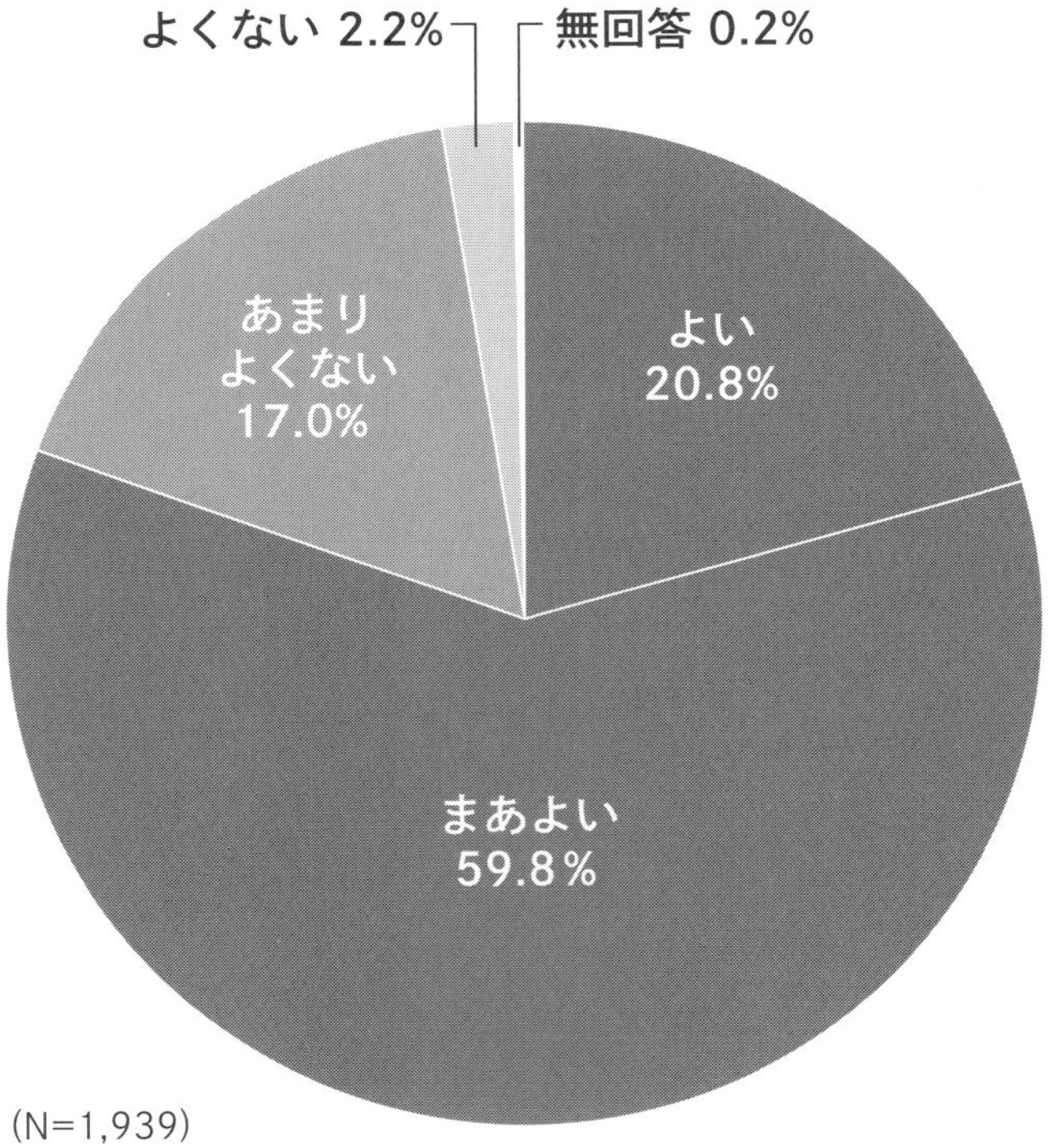

出典：東京都生活文化局．健康に関する世論調査（2021年11月）．p3

約30年間にわたってほとんど変わっていません。

興味深いのはこの先です。同じ東京都の調査で健康への関心度を尋ねたところ、「関心がある」51・1％、「どちらかといえば関心がある」43・8％、「どちらかといえば関心がない」4・3％、「関心がない」0・4％で、健康に関心がある（「ある」と「どちらかといえばある」の合計）人が94・9％と圧倒的多数を占めていました（次ページ図）。

自分はいま健康なのだから、健康について関心を持つ必要がない、と考えているのではなく、むしろ逆であり、いま健康だと思っていても、ほとんどの人が健康に関心があることが分かります。**いまの健康を維持したい、できればもっと健康になりたい**と願う人が多いことがうかがえます。健康への関心は、男女問わずどの年代でも高いのですが、年齢を重ねるにつれていっそう高まるようです。

ところで、これらの調査で対象となっている健康とは、具体的にどのような状態のことを指しているのでしょうか？

１９４８年に発効した世界保健機関（ＷＨＯ）憲章前文では

「健康とは、病気でないとか、弱っていないということではなく、肉体的にも、精神的にも、そして社会的にも、すべてが満たされた状態にあることをいいます（日本ＷＨＯ協会訳）」3)

と定義されています。

ほとんどの人が健康に関心がある

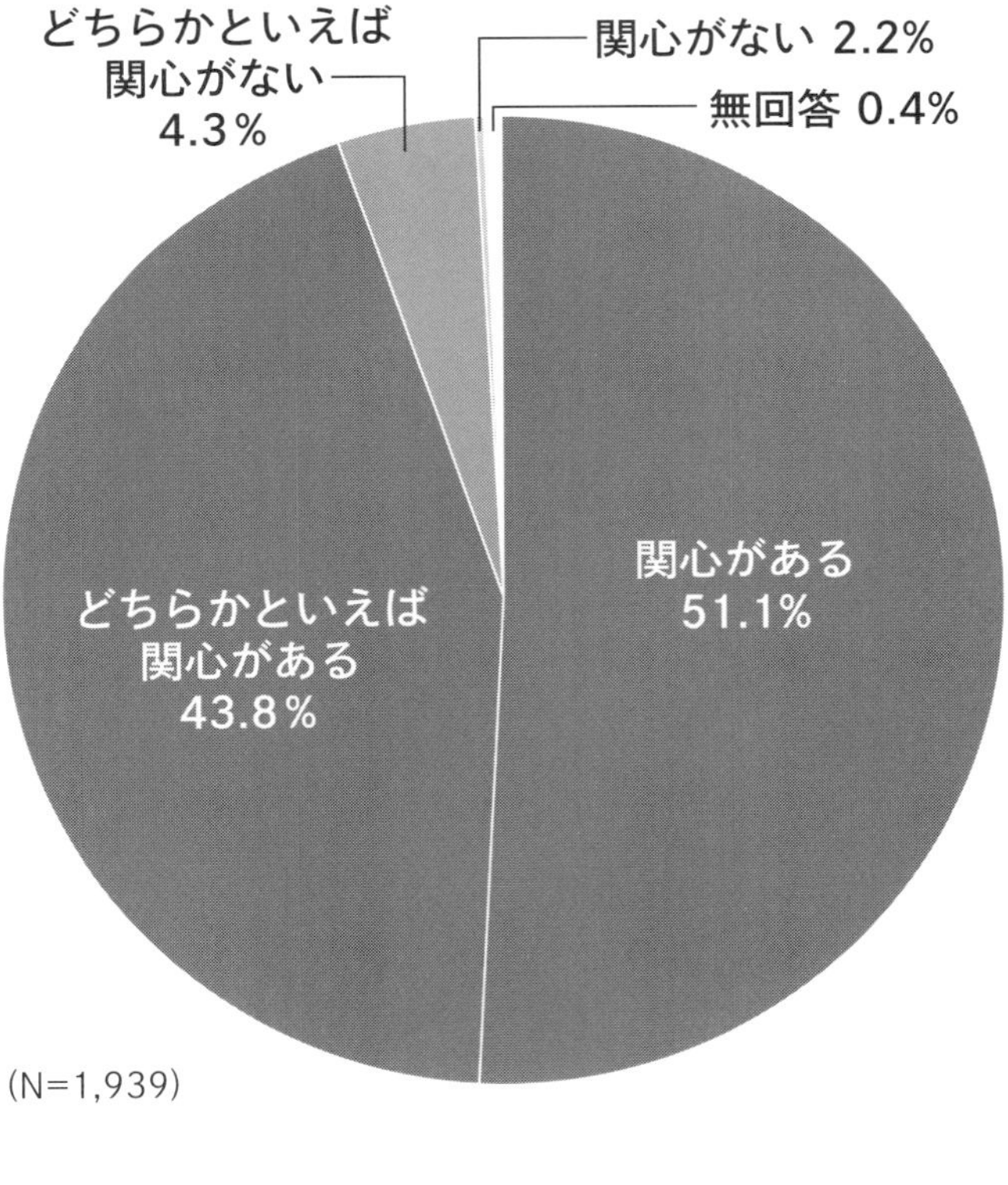

出典：東京都生活文化局．健康に関する世論調査（2021年11月）．p8

とは言え、〝すべてが満たされた状態〟でなければ健康と呼べないかというと、そうでもない気がします。ふだん自分のことを健康だと思っている人でも、時には何らかの心身の不調を抱えることもあるからです。

前述の「2019年国民生活基礎調査」では、自覚症状についても尋ねていました。それによると、病気やケガなどで何らかの自覚症状がある人の割合は人口1000人当たり302・5、つまり、3割程度の人は何らかの自覚症状を持っていました。

自覚症状として多く挙げられていたのは、男性では「腰痛」「肩こり」「鼻がつまる・鼻汁が出る」の順、女性では「肩こり」「腰痛」「手足の関節が痛む」の順でした（次ページ図）。いずれもよくある症状ですね。

ときにこうした症状を自覚しながらも、日常生活に大きな支障がない限り、元気に、そして前向きに毎日を過ごす。

これこそが健康な状態だと筆者は考えます。

自覚症状として多いのは「腰痛」や「肩こり」

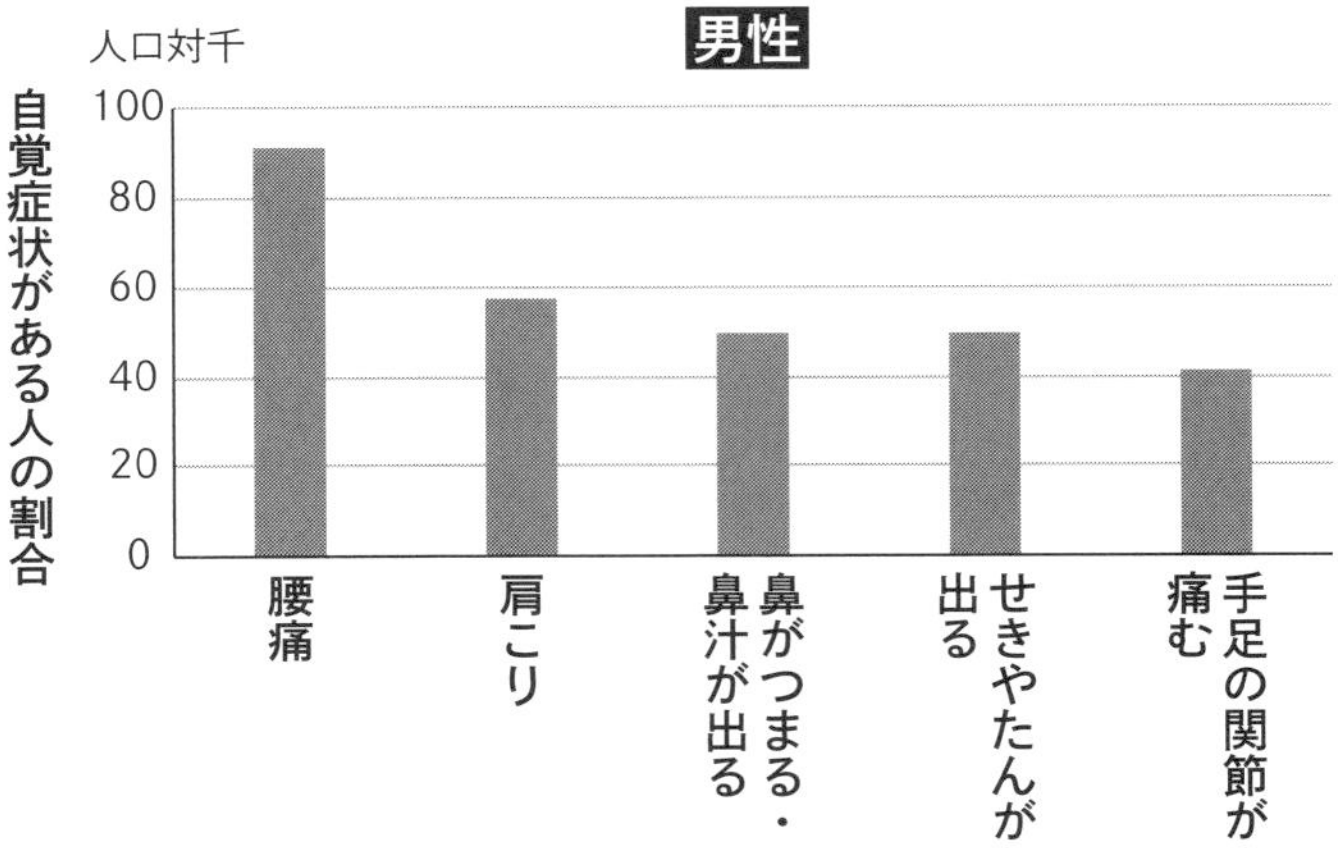

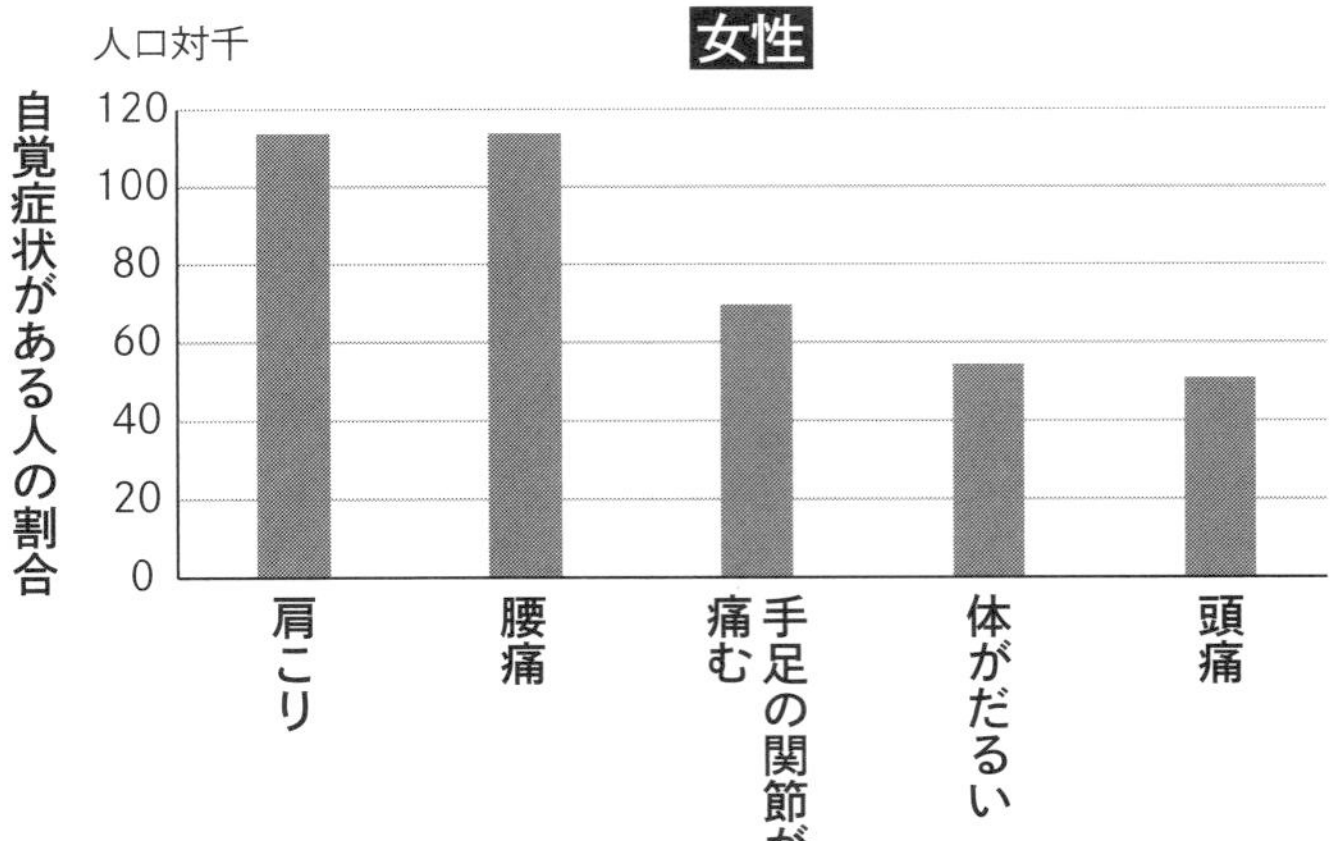

注:自覚症状のある人に入院者は含まないが、分母となる世帯人員には入院者を含む。

出典:厚生労働省. 2019年国民生活基礎調査の概況(2020年7月). p17.(一部抜粋)

【コラム】「2025年問題」とは

自覚症状がある人の割合（有訴者率と呼びます）は、年齢を重ねるほど増加する傾向にあります。

「2019年国民生活基礎調査」によると、女性の場合、20〜29歳の有訴者率は人口1000人当たり229・3だったのに対し、40〜49歳では310・1、60〜69歳では354・5、そして80歳以上になると518・8にまで増えていました。

確かに、前ページの図に挙がっている「腰痛」「肩こり」といった自覚症状は、中高年に多そうです。

人口の高齢化とは、何らかの自覚症状を持つ人がそれだけ多くなることでもあります。軽症のうちはまだしも、重症化すると医療や介護が必要になることも出てきます。当然ながら、人口の高齢化に伴って国全体として医療や介護の費用が増え、同時にそれを担うマンパワーが不足することが予測されます。

その節目の年にあたるのが、1947〜1949年生まれの、いわゆる〝団塊の世代〟が全員75歳に達し、後期高齢者の仲間入りをする2025年だったのです。

団塊世代が75歳に達した2025年

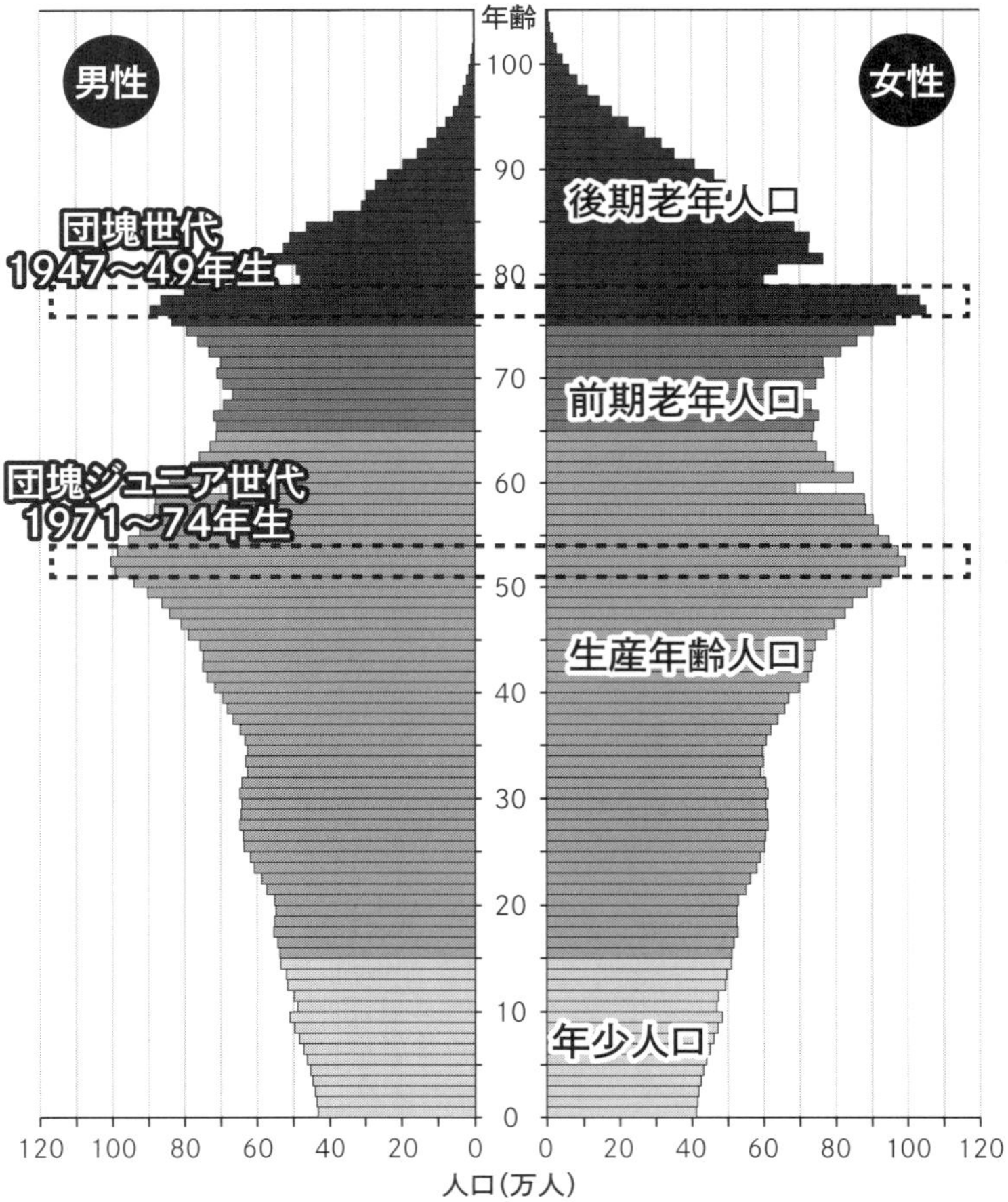

出典:国立社会保障・人口問題研究所「人口ピラミッド」
2025年の画像(https://www.ipss.go.jp/site-ad/TopPageData/2017projections/2025.png)を加工して作成

2025年はまた、団塊世代の子どもの世代にあたる1971～1974年生まれの、いわゆる〝団塊ジュニア世代〟が全員50歳に達する年でもあります。この世代の女性の多くは更年期を迎え、更年期特有の症状に悩まされる人も出てきます。

〝団塊の世代〟や〝団塊ジュニア世代〟は、他の年齢層に比べて人数が多いので、社会に対する影響もそれだけ大きいと言えます（前ページ図）。

このように考えると2025年は、健康や医療に関するさまざまな問題が、これまで以上にクローズアップされる時代の幕開けの年と言えるかもしれません。

2 情報はどこにあるのか

私たちはふだん、さまざまな方法で情報を得ています。情報を得る方法としては、

●自分以外の人から直接聞く
　家族や友人との会話、専門家による講義、医師や薬剤師の説明など

●マスメディアを視聴する、または記事を読む
　テレビ、ラジオ、新聞、雑誌など

●書籍や辞書などで調べる
教科書、辞書、歳時記など

があります。現代ではインターネットが、これらすべてを合わせた役割（少なくともその一部）を担っていると考えられます。総務省の「令和5年通信利用動向調査」によれば、インターネットを利用している人は、13～69歳では9割を超えており、70歳代でも7割近くに達しています（次ページ図）[4]。

同じ調査で、スマートフォンを個人として保有している人の割合は、2020年は69・3％だったのが、2023年は78・9％に達しました[4]。電車やバスに乗ると、周囲の乗客が老いも若きもスマートフォンでインターネットに接続し、ゲームや音楽、友人とのチャットなどを楽しんでいる姿を見かけます（歩きながらスマートフォンを使うのは、周囲に注意が向きにくくなり、他人とぶつかったり階段で転んだりして危ないのでやめましょう）。

総務省情報政策研究所が毎年実施している「情報通信メディアの利用時間と情報行動に関する調査」[5]によると、趣味や娯楽に関する情報を得るためのメディアとして、2020年度以降はずっと、10～60歳代の全年代でインターネットが最も利用されています。

ただし、健康や医療に関して言えば、情報源は必ずしもインターネットに限りません。東京

インターネットは13〜69歳の9割以上に普及

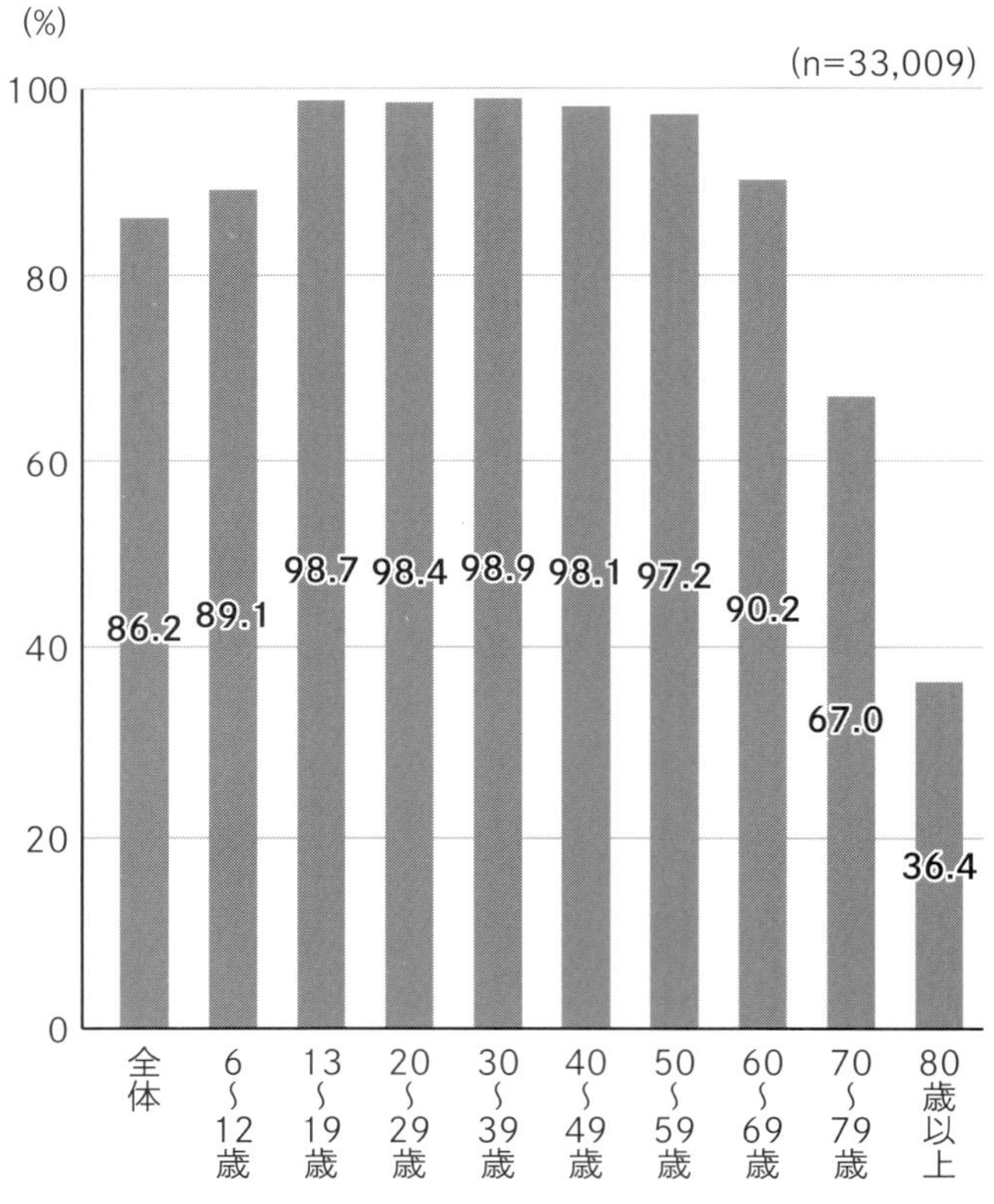

インターネットを利用している人の割合

出典：総務省．令和5年通信利用動向調査（2024年6月）．

都が都内に住む18歳以上の男女を対象に実施した「保健医療に関する世論調査」(2023年2月、有効回答数1846人)[6]によると、情報源としてテレビやインターネット(SNSを除く)を挙げていた人がやはり多かった一方で、家族・友人・知人からの情報や自治体の広報紙、さらに医療機関や薬局から情報を得ている人もいました(次ページ図)。

家族・友人・知人を情報源としている人は男性より女性に多く、特に20代の女性では半数以上(53・8%)に上りました。

その理由について筆者は、健康や医療に関する情報には、他の分野の情報と同じかそれ以上に、確かな情報、信頼できる情報であることが求められるからではないかと考えています。でたらめな情報、いいかげんな情報に惑わされて、自分や家族が健康を害するようなことは避けたい。

そういう意識が働くからこそ、私たちは信頼できる、信頼できると思える情報を求めます。

そのため、信頼できる人(家族・友人・知人)、自治体などの公的機関、医療機関(医師)や薬局(薬剤師)が情報源として選ばれているのです。

健康や医療に関する情報源はさまざま

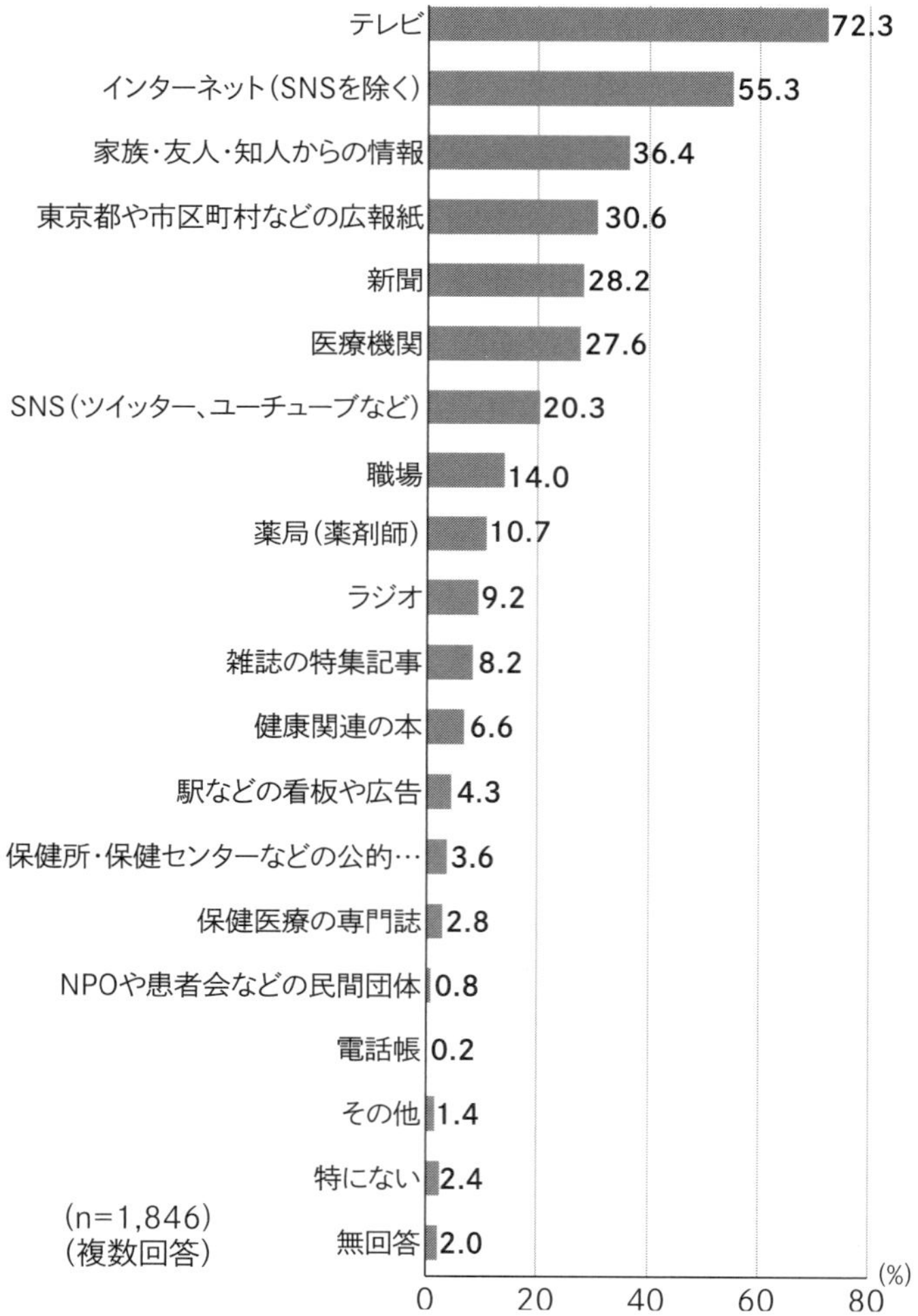

出典:東京都政策企画局.保健医療に関する世論調査(2023年2月). p3 .

【コラム】医療情報のお役立ち度

今から30年前、米国のある医師が、下に示したような「医療情報の有用性の公式」を発表しました[7]。「有用性」とは、その情報がどのくらい使えるかという、いわゆる「お役立ち度」です。

そして、ここで言う「関連性」とは、その情報が自分の知りたい疑問に合っているかを指します。

たとえば、インフルエンザの流行について知りたいのに、あなたが手に入れたのはインフルエンザの治療法に関する情報だったとしましょう。どちらもインフルエンザに関することではありますが、治療法を

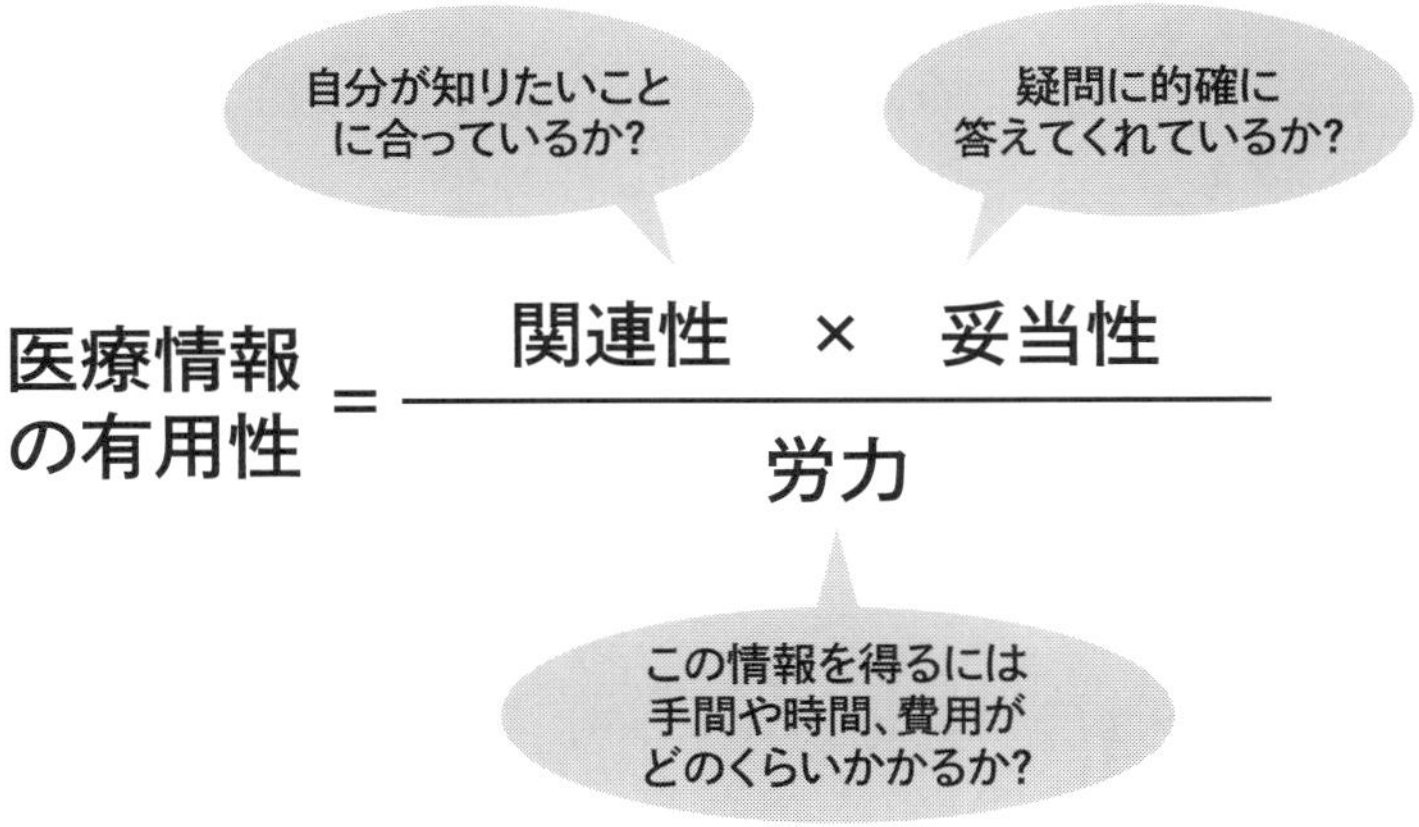
自分が知りたいことに合っているか?
疑問に的確に答えてくれているか?
医療情報の有用性
=
関連性　×　妥当性
労力
この情報を得るには手間や時間、費用がどのくらいかかるか?

知ったからといって流行の程度が分かるわけではないので、ぴったり合っている情報とは言えません。そのため情報のお役立ち度は下がります。

次の「妥当性」とは、その情報が自分の知りたい疑問に的確に答えてくれているか、言い換えれば信頼できそうかを指します。妥当性が低い情報は情報として役に立たないのは当たり前で、お役立ち度は下がります。

これら二つの要素が分数の分子にあたります。つまり、大きければ大きいほどお役立ち度が高くなります。

しかし、関連性や妥当性がいくら高くても、その情報を得るために必要な「労力」がかかりすぎると、「そこまでしないと手に入らないなら、いいや」と感じてしまい、わざわざその情報を取ってこようという気にはなれません。

労力とは、実際に手間や時間がかかる（分厚い辞書を調べる、遠方の図書館に出向くなど）という意味に加えて、費用がかかるという意味もあります（そのため、分母を「労力×費用」としている場合もあります[8]）。これが分数の分母にあたり、大きければ大きいほどお役立ち度は低くなります。

もうお分かりでしょう。インターネットは、情報を得るための労力がものすごく小さいのです。

手間といえばせいぜい、パソコンやスマートフォンを指先で操作する程度ですし、音声入力機能を使えば指先を動かす必要すらありません。費用についても（接続通信費用を除けば）ほぼかかりません。

労力、つまり分母がものすごく小さいため、情報のお役立ち度は高くなります。だからこそ、インターネットが情報源として重宝されるのです。

ここで気を付けたいのは、**分母がものすごく小さい場合、分子に相当する関連性や妥当性が高かろうが低かろうが関係なく、情報のお役立ち度が高くなってしまう**点です。極端な場合、分母の労力がゼロなら、自分が知りたいことと合っていない不確かな情報でも、お役立ち度は無限大になります。

しかし本来、健康や医療に関する情報は妥当性、つまり自分の知りたい疑問に的確に答えてくれる情報かが大切なはずです。

簡単に検索できて便利だからという理由でインターネットに頼りすぎて、妥当性の低い、不確かな情報に踊らされることがないようにしたいものです。

3 インターネット上の情報の落とし穴

インターネットの普及に伴って、特に若者の間でＳＮＳの利用が爆発的に広がっています。23ページでも紹介した総務省情報政策研究所の「令和5年度情報通信メディアの利用時間と情報行動に関する調査」（２０２３年12月実施）[9]によれば、20歳代に限れば、平日は１日当たり79・４分、休日はさらに増えて１０８・４分もＳＮＳに時間を費やしています。

ＳＮＳは、投稿された情報に対して賛同を示す「いいね！」を送ったり、コメントを書き込んだりできます。気になった情報を第三者（フォロワー）に拡散することも簡単にできます。

テレビやラジオといった、基本的に一方通行のマスメディアとは違って、誰でも情報を発信でき、発信した情報に対する他人からの反応が瞬時に得られるという特徴が、世界中の人々を

SNSに惹きつけています。

ただ、こうしたSNSの特徴は、**人間が生まれつき持っている傾向を増幅させてしまう**ことが知られています。

SNSを使っていると、つい、自分と考え方や好きなもの（人）が似ているユーザーばかりをフォローし、結果的に、似たような情報で埋め尽くされてしまうことになりがちです。

フォローしている人は自分と考え方や好きなもの（人）が似ているので、自分が発信した情報に「いいね！」を付けてくれたり、賛同するコメントを書いてくれたりすることも多くなり、それを心地よく感じてしまうのです。

インターネットを介して広い社会のさまざまな人とコミュニケーションが可能になったにもかかわらず、実際には**似たもの同士の狭いコミュニティーの中だけで同じような考えを交換している状態**のことを「**エコーチェンバー**」（次ページ図）と呼びます。

チェンバーとは閉じた小部屋、エコーとは反響を指し、狭い小部屋で音が反響する物理現象にたとえています。

米国の法学者、キャス・サンスティーン教授は、著書『インターネットは民主主義の敵か』[10]で、インターネットには、個人や集団がさまざまな選択をする際に、人々をエコーチェンバーに閉じ込めてしまうシステムが内在すると指摘しました。限られた仲間から同じような考えを

エコーチェンバー

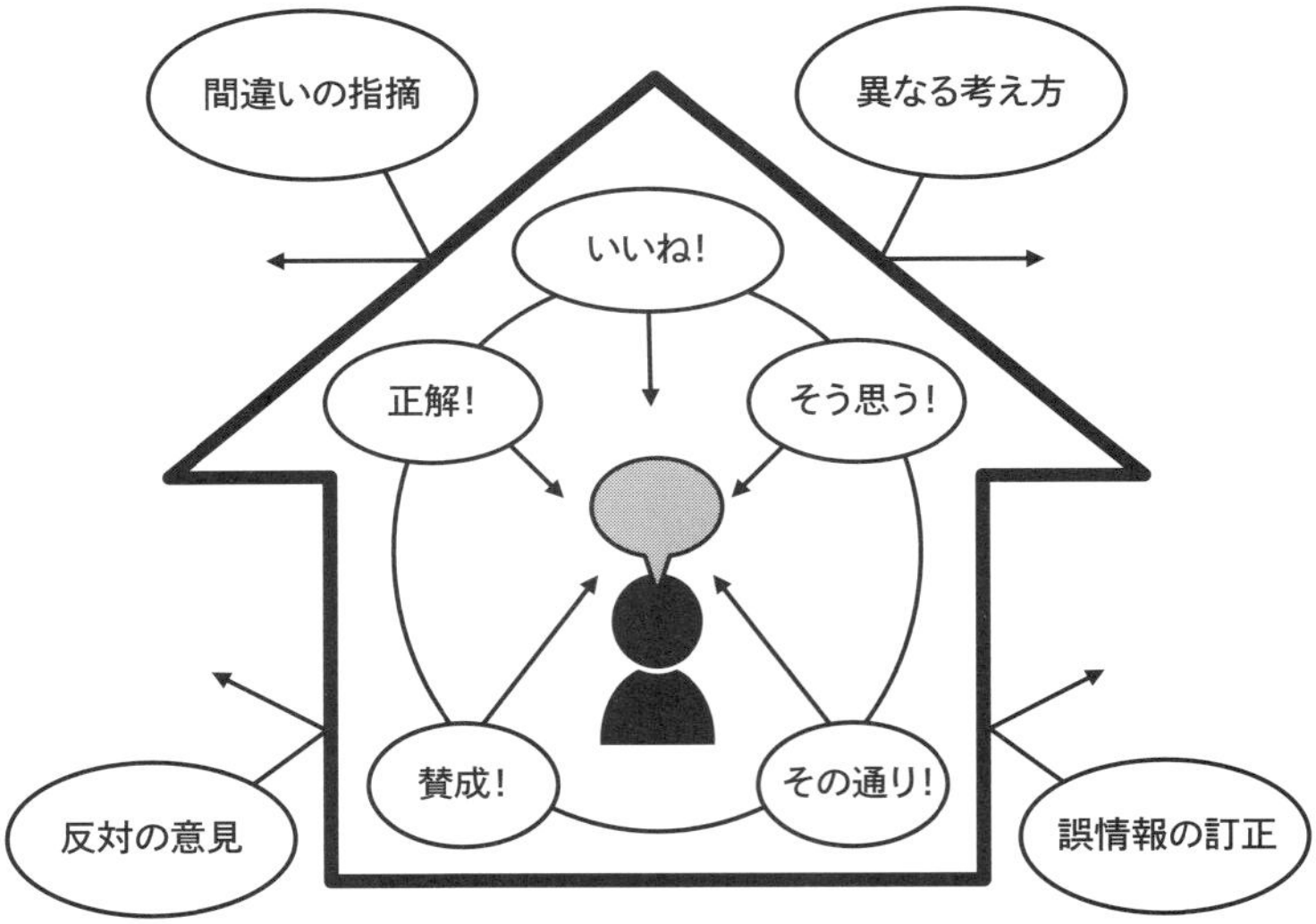

何度も繰り返し聞かされていると、それがたとえ極端な考えや、時にはでたらめであったとしても、「みんながそう言っているのだから本当のことに違いない！」と思い込んでしまいがちです。

米国だけではなく世界中で顕在化している政治的な分断は、インターネット、中でもＳＮＳの普及によって生まれたエコーチェンバーが増幅させている面があるかもしれません。

もう一つ、インターネットの特徴として指摘されている現象に「**フィルターバブル**」（次ページ図）があります。

私たちがインターネット上で検索や買い物をすると、自分の検索履歴や購入履歴がサービス提供者側に保存されます。サービス提供者はその履歴を学習・分析して、個々のユーザーに合った（とサービス提供者がみなした）情報が優先的に表示される仕組みになっています。

たとえば、オンライン書店で世界史の教科書を購入した人には、次回は世界史の別の参考書や世界史をテーマにした読み物が優先的におすすめされる、といった具合です。

その人は世界史の教科書を買うぐらいですから世界史に興味を持っていることは確かで、別の書籍をおすすめされるのは確かに便利かもしれません。しかし、おすすめも行き過ぎるとおせっかいになり、世界史以外の他のジャンルの本に出合うことが逆に難しくなるおそれがあります（その点、書店で棚を見ながらぶらぶら歩いていると、今までまったく気づかなかった良

フィルターバブル

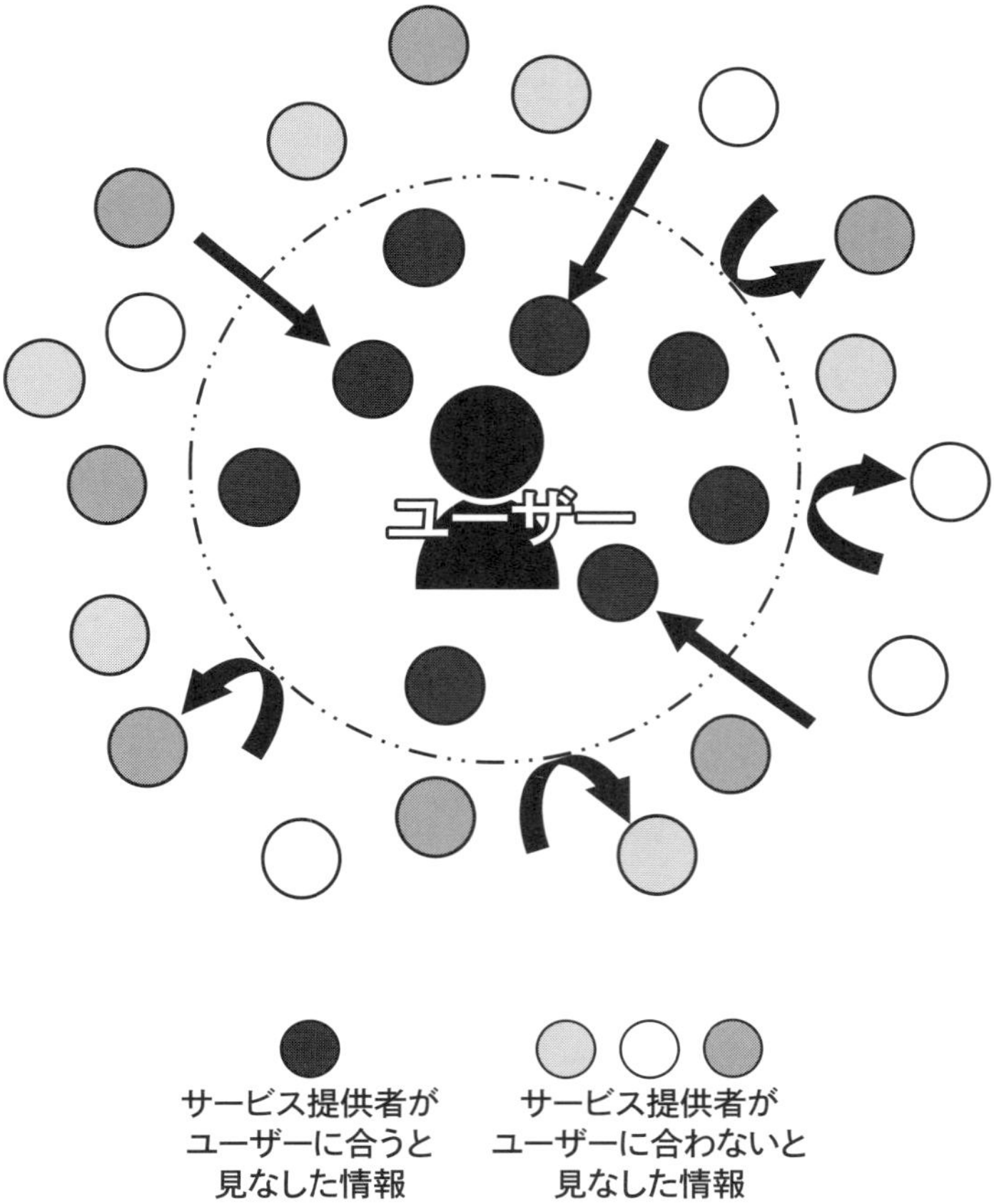
ユーザー
サービス提供者がユーザーに合うと見なした情報
サービス提供者がユーザーに合わないと見なした情報

書に出合うことがあり、それが書店に行く楽しみでもあります）。

このように、**サービス提供者が情報にあらかじめフィルター**（「このユーザーは世界史好き」）**をかけ、ユーザーはフィルターで他と隔たれた泡（バブル）の中に孤立している状態**、これが「フィルターバブル」です。この言葉は、米国の活動家・作家のイーライ・パリサー氏が著書『閉じこもるインターネット』[11]で提唱しました。

フィルターバブルが存在することにより、同じキーワードで検索を行ったとしても、ユーザーの過去の検索履歴によって結果が異なる、つまり得られる情報が一人ひとりばらばらになる可能性があります。

さらに、フィルターをかけるのはサービス提供者側なので、ユーザー自身がそのフィルターをかけることを希望したり拒否したりすることはできません。そもそも、自分にどんなフィルターがかかっているのか知ることすらできないのです。

インターネット上の情報からまったく離れて生活することは、現代の私たちにとってかなり難しくなってきました。

だからこそ、「エコーチェンバー」や「フィルターバブル」といった、インターネット上の情報に依存することで陥りやすい問題についてふだんから自覚し、時にはあえてインターネットから離れて別の情報を求めてみるのもよいのではないでしょうか。

4 答えがある疑問、答えがない疑問

私たちが健康や医療に関する情報を求めるとき、私たちの頭の中にはまず、知りたいことに関する〝疑問〟が浮かびます。いくつか例を挙げてみましょう。

例1　「難消化性デキストリンがお腹にいいって言ってたけど、難消化性デキストリンって何？」

例2　「足にできるウオノメとタコって何が違うの？」

例3　「インフルエンザのワクチン、打つほうがいい？」

例4　「うちのおばあちゃんは毎日薬をたくさん飲んでいるけれど、ちょっと飲みすぎじゃない？」

どれもありそうな疑問です。でも、こういった疑問には二つのタイプがあることにお気づきでしょうか。

例1と例2は、知識を問う疑問、言い換えれば「**○○って何？**」というタイプの疑問です。こうした疑問のことを、**バックグラウンド・クエスチョン**と呼びます。

バックグラウンド・クエスチョンは、疑問に対する答えが既にあり、適切な資料を調べれば解決します。インターネットでバックグラウンド・クエスチョンに関する情報を検索する場合は、まずは信頼のおける組織や団体（国、研究所、大学、学会など）のウェブサイトなどで探してみることをおすすめします。

たとえば例1の疑問について考えてみましょう。国立健康・栄養研究所が提供している素材情報データベース[12]で「難消化性デキストリン」を調べると、

「難消化性デキストリンは、小腸において消化されにくいデキストリン（多糖の一種）である。

これはでんぷんに微量の酸を加えて加熱し、α-アミラーゼおよびグルコアミラーゼで処理して得られた食物繊維画分を分取したものである。水に溶けやすく、臭味がなく、わずかな甘味をもつ」

と説明されていました。表現は少し難しいですが、食物繊維の一種であることが分かります。

例2については、日本皮膚科学会のウェブサイトに掲載されている一般向けの「皮膚科Q&A」[13)]に、「Q12ウオノメとタコはどう違うのですか?」という問いが載っていて、

「タコ(専門用語ではベンチ)もウオノメと同じように、どこかの皮膚の一部が慢性の刺激を受けて角質層が厚くなる病気ですが、ウオノメと違って刺激を受けた辺り全体の皮膚が少し黄色味を帯びて、厚く硬くなって盛り上がって来ます(後略)」

と、写真入りで詳しく説明されていました。

一方、例3と例4は、単に知識を問うのではなく、自分の判断や、判断した結果の行動に関する疑問、言い換えれば「**どうすればいい?**」というタイプの疑問です。こうした疑問のことを**フォアグラウンド・クエスチョン**と言い、健康や医療に特徴的な疑問です。

フォアグラウンド(前景)とは、バックグラウンド(背景)の逆で、これから起きることを指します。バックグラウンド・クエスチョンに対する答えが既にあるのに対して、フォアグラウンド・クエスチョンには通常は複数(場合によってはいくつも)の選択肢があり、その中か

答えがある疑問と答えがない疑問

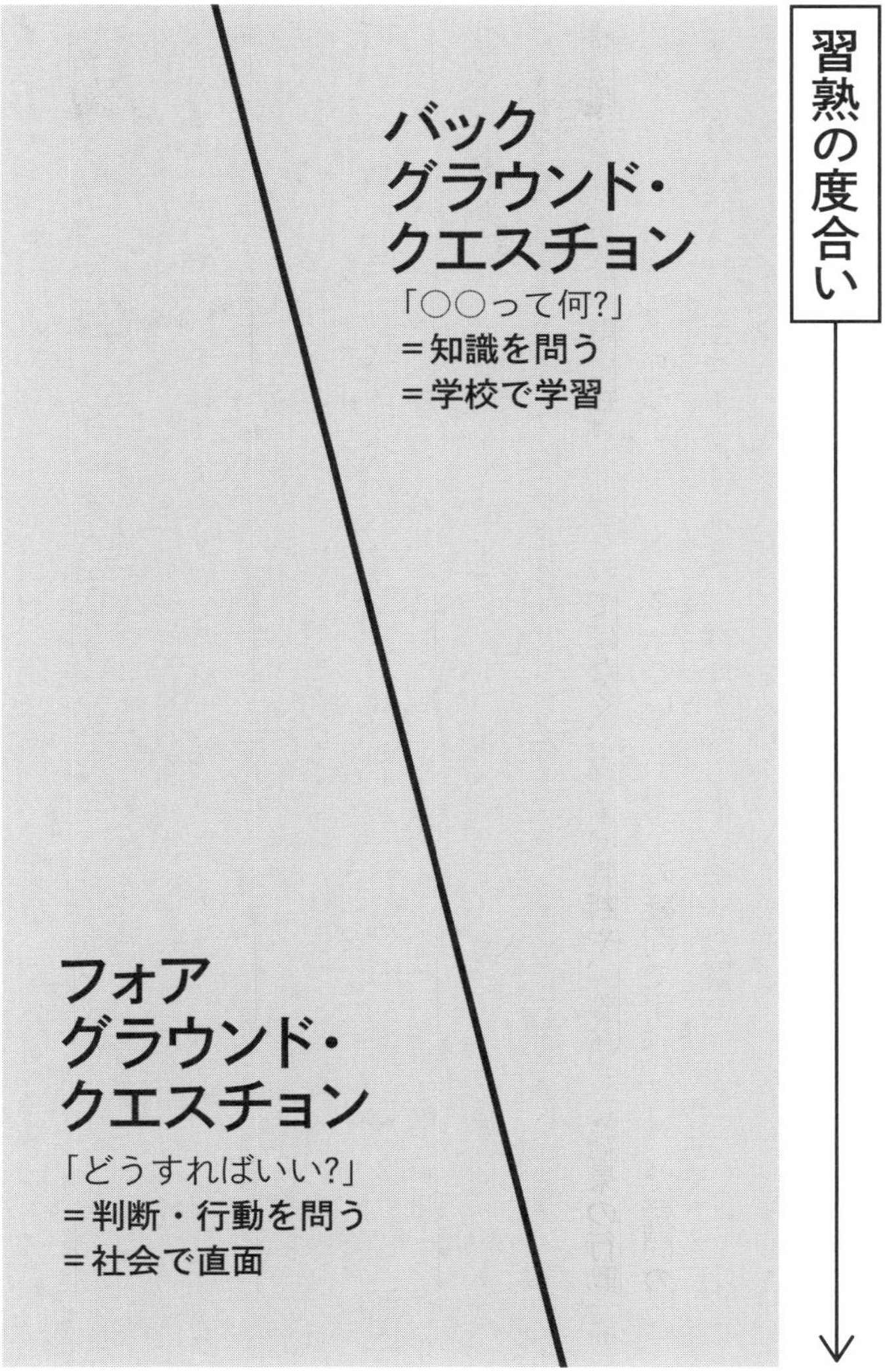

らどれを選ぶか、というタイプの疑問なのです（前ページ図）。

例3のインフルエンザワクチンに関しては、今年はインフルエンザがどのくらい流行しているのか、ワクチンを打つとインフルエンザにまったくかからないのか、過去にインフルエンザワクチンを打ったときに接種部位が腫れたり発熱したりしなかったか、持病があるなど特別な事情はないか、かかりつけの診療所でも接種できるのか……など、確認すべきことがいろいろあります。

例4も同じで、そもそもおばあちゃんは何の薬をいつから、どのくらい飲んでいるのか、それらの薬はおばあちゃんの病気の治療に必要なのか、それとも一時的に飲んでいるだけなのか、飲み合わせ（薬の相互作用）はないか、過去に薬の副作用が出たことがないか、薬の種類が多いために飲み忘れや飲み間違いをしたことがないか……など、こちらも確認すべきことがいろいろあるはずです。

フォアグラウンド・クエスチョンに対する答えは、必ずしも一つに決まるわけではありません。疑問に関連する情報（たとえば、インフルエンザの流行予測に関する情報や、ワクチンの効果を調べた臨床試験の情報など）を集め、集められなかった情報についても知っていそうな人に聞いたりしてできる範囲で調べ、その上で最終的な意思決定を行います。

私たちが医療機関を受診して病気であると診断された場合、はじめは医師が説明で使う言葉すらよく分からなかったりします（医師は日常的に使っているので気がついていないかもしれませんが、患者にとっては初耳のギョーカイ用語のことも……）。言い換えれば、バックグラウンド・クエスチョンがたくさん出てきます。

でも、治療に取り組むうちに、自分の病気についての知識や経験が増えてきて、バックグラウンド・クエスチョンに対する答えは徐々に分かってきます。

それでも残るのがフォアグラウンド・クエスチョン、「どうすればいい？」に関する疑問です。治療に関するフォアグラウンド・クエスチョンに対しては、医療者や周囲の人のサポートを受けながら判断し、行動につなげていきます。

健康や医療に関しては、一つのフォアグラウンド・クエスチョンが片付いたとしても、次のフォアグラウンド・クエスチョンが出てくることが少なくありません。その場合はこのプロセスを繰り返していくことになります。

【コラム】病院の言葉は分かりにくい！

病院や診療所を受診したときに、医師の説明や、説明用の文書に書かれている言葉が理解できなかった経験はありませんか？　健康や医療に関して多くの人がまず経験するバックグラウンド・クエスチョンは、こうした医学用語です。

国立国語研究所が行った「外来語に関する意識調査Ⅱ（全国調査）」（２００４年実施、対象は15歳以上の男女、有効回答数３０９０人）[14)]によれば、８割を超える人が、医師が患者や家族に話す場合、分かりやすく言い換えたり説明を加えたりしてほしい用語があると答えていました。

その結果を受けて、同研究所に「病院の言葉」委員会が設置され、さらに詳しい調査（２００８年実施、回答数は医療者ではない20歳以上の４２７６人）[15)]を行いました。

病院や診療所で使われる１００の医学用語について、「見聞きしたことがあるか」（認知度）と、「意味を知っていたか」（理解度）をたずねたところ、医師や看護師がよく使っているにもかかわらず、医療者ではない人たち（患者）には知られていなかった用語が少なくないことが分かりました（次ページ表）。

認知度・理解度の低かった医学用語の例

医学用語	認知度(%)	理解度(%)
EBM	8.7	2.7
DIC	4.3	2.8
クリニカルパス	8.9	5.1
COPD	10.2	5.8
振戦	6.8	5.8
集学的治療	10.4	6.3
イレウス	12.5	7.8
エビデンス	23.6	8.5
ADL	29.7	9.3

出典：国立国語研究所「病院の言葉」委員会. 非医療者に対する理解度等の調査.（一部抜粋）

たとえば、腸の一部が詰まって食べ物やガスが通らなくなる状態（腸閉塞）を意味する「イレウス」は認知度12・5％、理解度7・8％、日常生活における基本的な動作を指す「ADL」は認知度29・7％、理解度9・3％でした。

同委員会ではこうした調査を基に、なぜ分かりにくいのかを分析し、「日常語で言い換える」、「明確に説明する」、「重要で新しい概念の普及を図る」という提案を行いました[16]。

研究に使われる用語の認知度や理解度を調査した別の調査（2018年実施、有効回答数は20歳以上の1002人）[17]では、たとえば「治験」は認知度（「意味を理解している」または「聞いたことがある」）は85・4％と高かったものの、意味を正しく理解していたのは14・5％にとどまるなど、やはり十分に知られているとは言えない状況でした。

ちなみに治験とは、医薬品や医療機器の製造、販売について国の承認を得るために行われる、人間（患者）を対象にした試験のことです。

バックグラウンド・クエスチョンの第一歩は、医学用語の正しい意味を知ることです。病院や診療所で知らない用語、意味がよく分からない用語に出合ったら、ぜひ、「○○って何のこと？」というバックグラウンド・クエスチョンを医療者に尋ねてみてください。

5 ヘルスリテラシーを高めよう

健康や医療に関するバックグラウンド・クエスチョンを片付けたら、次はフォアグラウンド・クエスチョン、「どうすればいい？」というタイプの疑問です。むしろこちらのほうが重要です。なぜなら、**治療方針などを決めるにあたっては、得られた情報を単に知っていればいいというのではなく、その情報をどのように自分の判断、行動に生かすかが問われる**からです。

37ページで挙げたインフルエンザのワクチンの場合でも、ワクチンを接種するかについて参考になりそうな情報が得られれば終わり、ではなく、集めた情報を考え合わせて、接種するか、それとも接種しないか（接種するつもりだけれども今はやめておく、という第三の選択肢もあるかもしれません）を判断し、実際に行動に移すところまでが、情報を得る目的です。

自分の判断、行動について、「こんなはずじゃなかった」と後悔しないためにも、まず確認しておきたいのが情報の妥当性（28ページ）、つまり**その情報が自分の知りたい疑問に的確に答えてくれているか、言い換えれば信頼できそうか**、という点です。不確かな情報、でたらめな情報を基に、よい判断、よい行動ができるとは思えません。

とは言うものの、私たちは往々にして、その情報が確かなのかを吟味する冷静さを欠いてしまいがちです。

「もしかしたら重大な病気にかかっているのでは？」

「治療が手遅れだったらどうしよう？」

「ひょっとして死んでしまうかも？」

……といった不安で頭がいっぱいになり、

「今すぐ○○療法をお試しください！」

「××の名医にかかりたいならこの病院へ!」

「副作用がまったくない△△薬があります!」

といった謳い文句に飛びついてしまわないとも限りません。

さらに、何か情報はないかとインターネット検索を繰り返すうちに、「エコーチェンバー」(31ページ)や「フィルターバブル」(33ページ)のせいで特定の情報が繰り返され、不確かな情報であっても信じてしまうことも起こり得ます。

また、私たちは不安な気持ちがあると、「これさえやればOK!」という手っ取り早い〝正解〟を求めたくなるものですが、健康や医療に関しては、そもそも正解がない場合もあります。

人間は一人ひとり違うので、ある人にはよく効いた薬が、別の人にはあまり効かなかった、ということもあり得ます。

ちなみに、がん治療の分野では、こうした人による違いを事前に明らかにした上で、その人に合わせた治療を行うために、患者の数十~数百個の遺伝子を一度に調べる検査(がん遺伝子パネル検査)が実用化されています。

また、家の近くに医療機関があるか、身の回りの世話をしてくれる人がいるか、すぐに仕事を休めるか、といった社会的、経済的状況も人によって異なります。

だからこそ、インターネット検索で得た情報だけではなく、いろいろな角度から情報を得た上で、それらを考え合わせる必要があるわけです。

このような「**健康や医療に関する情報を入手し、理解し、評価し、活用（情報を使うことでより健康に結びつくような、よりよい意思決定を行うこと）する力**」[18]のことをヘルスリテラシーと呼びます。

厚生労働省の懇談会が２０１５年に発表した「保健医療２０３５提言書」[19]では、「保育・幼児教育から職場やコミュニティ等のあらゆる場で、世代を超えた健康に関する教育の機会を提供し、ヘルスリテラシーを身につけるための取組みを促進する」ことが提言されています。

老若男女、誰にとっても、ヘルスリテラシーを身に付け、高めていくことは、納得して医療を受けることにつながるのです。

【コラム】日本人のヘルスリテラシー

最近、「ネットリテラシー」や「金融リテラシー」など、「リテラシー」という言葉をよく耳にするようになりました。

リテラシー（literacy）の語源はラテン語で文字を意味するリテラ（littera）で、もともとは文字の読み書き能力のことを指しています[20]。

しかし、現代のリテラシーは、単なる読み書きを超えて、「理解する」や「使いこなす」までをも含んでいます。

公衆衛生分野のヘルスリテラシーの概念を提唱した米国のドン・ナットビーム博士は、リテラシーには次の三つのレベルがあるとしました[18][21]。これらはいずれもヘルスリテラシーに含まれます。

●基礎的／機能的リテラシー

日常生活場面で有効に機能する読み書きの基本的なスキル

●伝達的／相互作用的リテラシー

より高度で、社会的なスキルをともなうもので、日常の活動に積極的に参加して、さまざまな形のコミュニケーションによって、情報を入手したり意味を引き出したりして、変化する環境に対して新しい情報を適用できるスキル

●批判的リテラシー

さらにより高度で、社会的なスキルをともなうもので、情報を批判的に分析し、その情報を日常の出来事や状況をよりコントロールするために活用できるスキル

ここまで読んでくると、自分のヘルスリテラシーはどの程度なのかと気になる人もいるのではないでしょうか。

実は、日本人のヘルスリテラシーは、ヨーロッパの人に比べて低かったという研究結果があります[22]。

この研究では、ヨーロッパのヘルスリテラシーの尺度である「ＨＬＳ－ＥＵ－Ｑ47（European Health Literacy Survey Questionnaire）」を日本語に翻訳した上で、日本人１０５４人（平均年齢46・1歳）に質問に答えてもらい、ヨーロッパの人々の結果と比較しました。

すると、ヘルスリテラシーに関係のある47のスキル（「気になる病気の症状についての情報を見つける」や「医師の説明が理解できる」など）を「難しい」と回答した人の割合（「非常に難しい」と「かなり難しい」の合計）は、47項目すべてで日本人のほうが大きかったのです。

ヘルスリテラシーを評価する尺度は「HLS-EU-Q47」以外にもたくさん開発されています。

日本の研究者が開発した尺度の一つに「CCHL（Communicative and Critical Health Literacy）」[23]があります。これは特定の疾患を持たない一般の人向けに、基礎的／機能的リテラシーを超えた部分、つまり伝達的リテラシーと批判的リテラシーに着目した指標です。

次ページ表に挙げた五つの質問に答える形式で、そのうち(1)〜(3)が伝達的リテラシー、(4)〜(5)が批判的リテラシーに関する質問になっています。

これら五つの質問に対する回答の平均得点が高いほど、その人のヘルスリテラシーは高いと考えられます。

ヘルスリテラシーを評価する尺度の例

あなたは、もし必要になったら、
病気や健康に関連した情報を自分自身で探したり
利用したりすることができると思いますか。

選択肢： 1 （まったくそう思わない）
2 （あまりそう思わない）
3 （どちらでもない）
4 （まあそう思う）
5 （強くそう思う）

伝達的リテラシー	(1) 新聞、本、テレビ、インターネットなど、いろいろな情報源から情報を集められる
	(2) たくさんある情報の中から、自分の求める情報を選び出せる
	(3) 情報を理解し、人に伝えることができる
批判的リテラシー	(4) 情報がどの程度信頼できるかを判断できる
	(5) 情報をもとに健康改善のための計画や行動を決めることができる

出典：
Ishikawa H, et al. Developing a measure of communicative and critical health literacy: a pilot study of Japanese office workers. Health Promot Int. 2008; 23: 269-274.
福田洋、江口泰正 編著. ヘルスリテラシー ―健康教育の新しいキーワード. 大修館書店. 2016年. p50（一部変更）

第2章

まず確認したい五つのチェックポイント

Tips to avoid being misled by
health and medical information

ここからは、健康や医療に関する情報の妥当性、要するにその情報は自分の知りたいことに的確に答えてくれているか、言い換えれば信頼できるのかを見極めるためのヒントを紹介していきます。どの章からでも、気になるところから気軽に読んでみてください！

まずは、聖路加国際大学でヘルスリテラシーについて研究しているグループが作った合言葉（？）「いなかもち」を紹介したいと思います。押さえておくべきポイントが要領よくまとまっているので、筆者自身もしばしば利用しています。

「いなかもち」とは餅の種類ではなく、「い」「な」「か」「も」「ち」の五つを確認しようという意味です。具体的には、

㋑＝「いつ？」　その情報が発表された年や日付
㋤＝「なんのために？」　その情報の目的
㋕＝「かいた人はだれ？」　その情報を作成した人（組織、団体）
㋱＝「もとネタは何？」　情報源やその科学的根拠
㋠＝「ちがう情報を比べたか？」　別の情報との比較

の五つです。

実は、「い」「な」「か」「も」の四つは、今から30年近く前に、インターネット上で健康・医療情報を提供する際に明示しておくべきこととして提唱されていました[1]。

その後、私たちが手に入れられる情報（特にインターネット上の情報）が爆発的に増えたこともあって、五つ目の「ち」が加わったのかもしれません。「いなかもち」の順序を変えると「かちもない」とも読めますので、「いなかもち」が確認できないような情報は「価値もない」と覚えておくとよいと思います[2][3]。

この「いなかもち」を含む聖路加国際大学が開発したヘルスリテラシー学習用教材（動画）は、同大学図書館のウェブサイトで公開されています[4]。

hint 1

それって
いつの情報ですか？

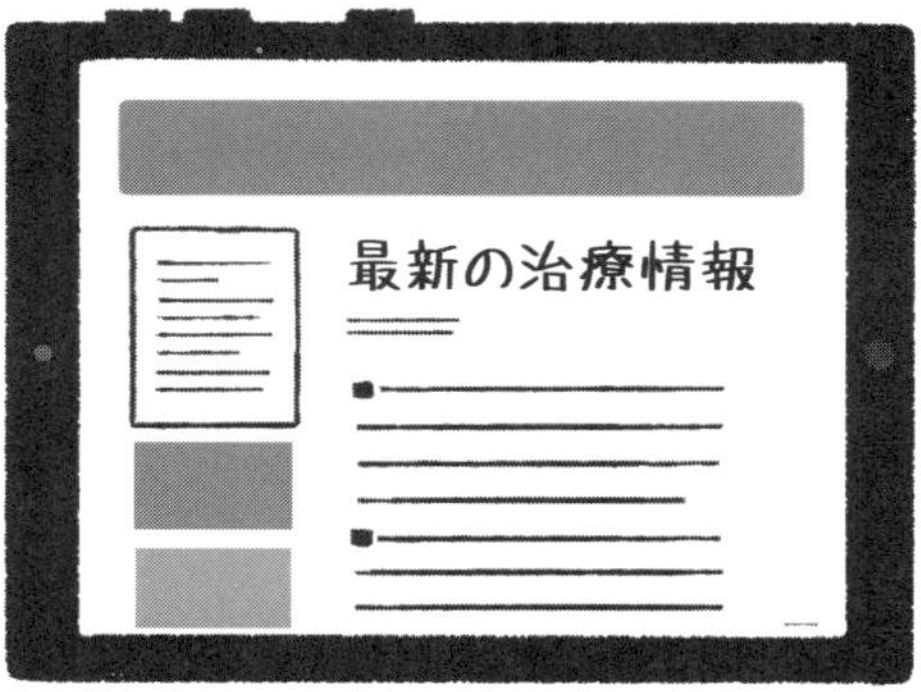

☑まず、いつの情報かを確認する

☑昔の情報はあてにならないこともある

☑実は、いつの情報か分からないことも多い

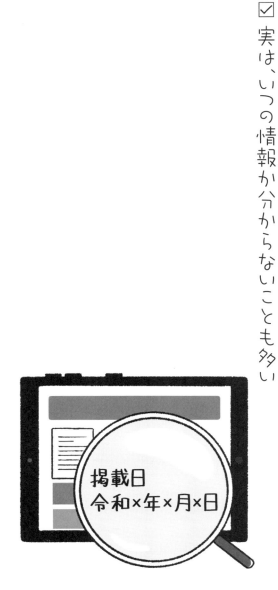

医学の世界は日進月歩、世界中で研究が行われ、日々新たな情報が生まれています。その中にはもちろん、病気の診断や治療に関する情報も含まれます。だからこそ、**その情報が「いつ」のものか、そして、その情報が最新版にアップデートされているかを確認する**ことが重要です。

はじめは特定の病気に使われていた薬が、あとになって別の病気にも使われるようになることがあります。たとえば、昔は抗がん剤として使われてきたメトトレキサートという薬は、リウマチにも効果があることが分かったため、現在ではリウマチの薬としても広く使われています。

また、新しい薬が開発されたために、治療法がすっかり変わってしまうこともあります。たとえば、胃潰瘍や十二指腸潰瘍の治療法は、昔は手術が主流でしたが、胃酸を抑える薬が開発されたことから手術が激減し、現在では薬による治療が主流です[5)]。

さまざまな病気について作成されている診療ガイドライン（83ページ）も、最新の情報を反映するために、数年ごとに改訂されることが一般的です。診療ガイドラインを閲覧するときも、それが最新版であることを確認しましょう。

■インターネット上の「今年」は本当に今年？

「いつ」の情報かを確認する方法は、媒体（メディア）によって異なります。書籍は奥付を見れば発行日が必ず書いてありますし、新聞や雑誌も発行日が必ず書いてありますので、「いつ」

の情報か簡単に確認できます。

一方、インターネット上の情報は、「いつ」の情報かを確認できる場合と、できない場合があります。一般に、報道記事、ブログ記事、ＳＮＳの投稿は、投稿された日付から「いつ」の情報かが分かります。しかし、企業や団体、個人のウェブサイトに載っている情報に関しては、「いつ」の情報なのか分からないことが残念ながら少なくありません。「今年」「去年」などとしか書かれていないこともあります。読む側は「今年」と書いてあるから今年のことに違いないと思うかもしれませんが、もしかしたら5年前、10年前の「今年」かもしれないのです。

ウェブサイトの情報を見る時は、**投稿された日付、更新された日付が明記されているかどうかをチェックする習慣をつける**とよいと思います。日付が分からない情報であれば、「もしかしたらここに書かれている情報は、今では通用しないかもしれない」と心にとどめておきましょう。

ちなみに、国立がん研究センターがインターネット上で提供している「がん情報サービス」[6]は、すべてのページに「更新・確認日」が明記され、「いつ」の情報かが確認できるようになっています。少なくとも行政や国の研究所、大学など責任のある機関が健康や医療に関する情報を提供する際は、「いつ」の情報かを明記してもらいたいですね。

hint 2

その情報は何のため？

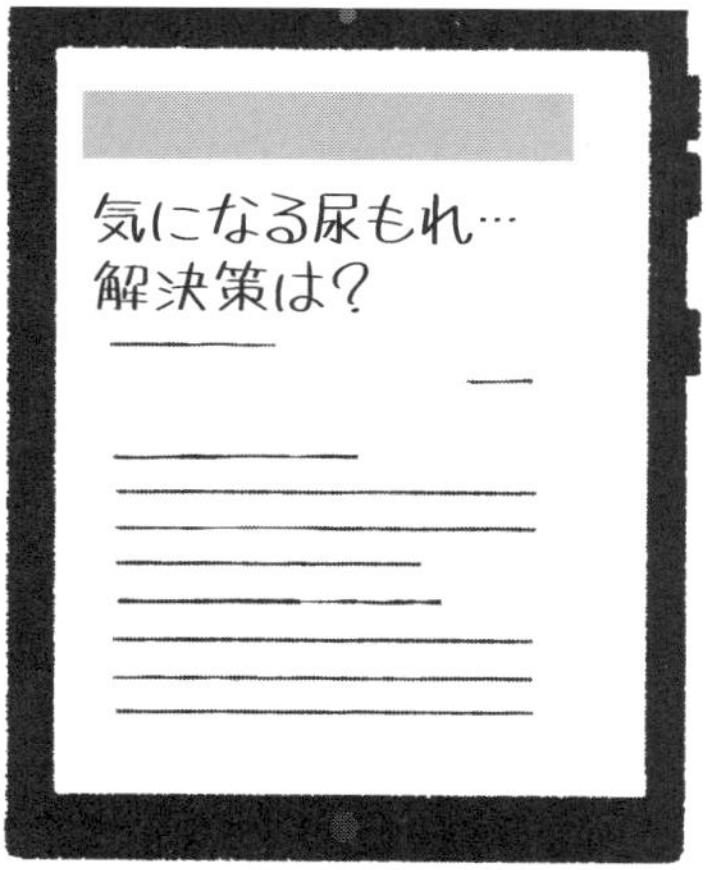

☑ 記事と広告は目的が異なる

☑ 記事のように見えて実は広告のこともある

☑ ネット上の情報は特に紛らわしい

健康や医療に関する情報は、基本的に、多くの人にその情報を知ってもらいたい、そして役立ててもらいたい、という目的で提供されているはずです。でも、健康食品や運動器具など、健康にいいことをアピールする商品やサービスの広告は、その商品・サービスを少しでも多く売ることが目的です。そのため、必要以上に不安をあおったり、商品・サービスのよい面だけを誇張したりしている可能性があります（誤解のないよう言い添えますが、広告はすべて誇張されていると言いたいわけではありません）。

紙媒体である新聞や雑誌では、記事と広告は明確に分かれており、読者が区別するのは比較的簡単です。一方、インターネット上の情報は、記事と広告の区別が難しいことが少なくありません。ネット上のニュースサイトで、記事とまったく同じレイアウト、同じ大きさの文字が使われていて、端に小さく「広告」や「ＰＲ」などと書かれた〝記事のような広告〟を見たことのある人も多いでしょう。もしかしたら、広告であるとまったく気がつかず、記事と思い込んで読んでいたかもしれません。

さらに、ＳＮＳの投稿などで、実際には広告なのに、広告であることが閲覧する側から分からない、いわゆるステルスマーケティング（ステマ）が問題になっています。

健康や医療に関する特定の商品・サービスを紹介する情報の場合、まず広告かどうかを確認してみることを心がけましょう。

そもそも、消費者をだますような表示（不当表示）は、法律（景品表示法第5条）で禁止されています。不当表示には大きく分けて、

●品質や規格が実際よりいいものであると見せかける「優良誤認表示」
●価格や条件が実際よりお得であると見せかける「有利誤認表示」
●その他の誤認されるおそれのある表示

があります[7]。さらに、食品に関しては健康増進法第65条で、医薬品や化粧品、医療機器などに関しては医薬品医療機器等法第66条で、ウソまたは大げさな表示や広告が禁止されています。

■"ステマ"も景品表示法違反

2023年10月には、ステマも景品表示法違反に加えられました[8]。

ステマの典型例は、芸能人などフォロワーの多いインフルエンサーが自分のSNSアカウントで、広告主から報酬を得ていることを隠して、自分自身の経験や感想であるかのように特定の商品・サービスをすすめることです。広告主は、インフルエンサーのSNSの投稿を見た人が、本心から言っていると思い込み、その商品・サービスを購入することをねらっているのです。

消費者庁が2022年に現役インフルエンサー300人を対象に行った調査によると、広告主からステマを依頼された経験「あり」が41・0％（123人）に上り、そのすべて、または一部を引き受けた経験「あり」が44・7％（55人）いました[9]。

hint3

書いた人は誰ですか？

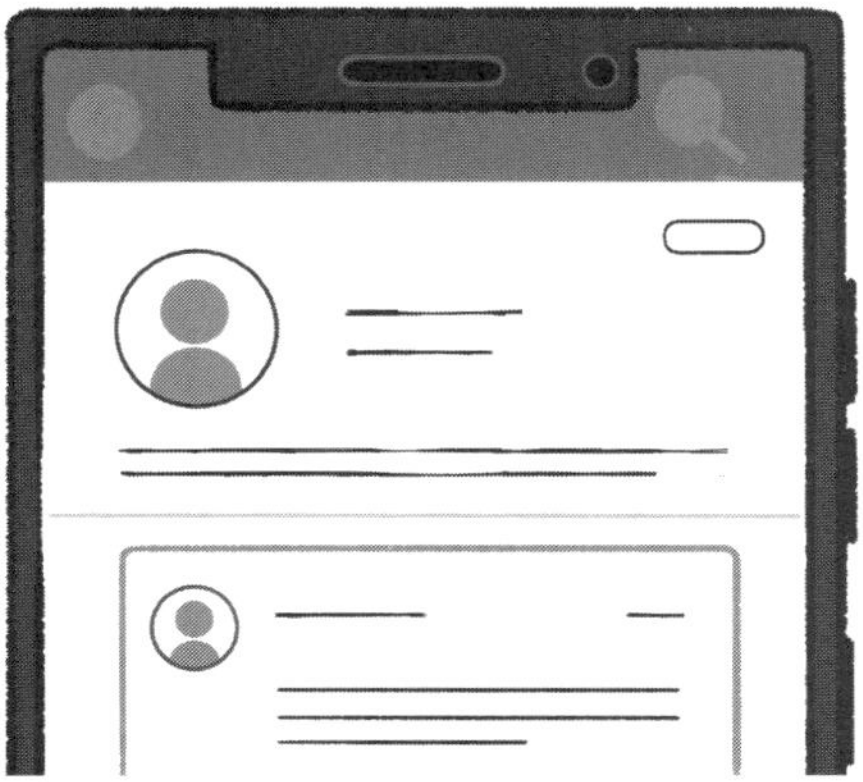

☑ 誰が発信した情報かを確認する

☑ できる範囲でそのアカウントの過去の投稿を確認する

☑ 信頼できる人や組織による情報を探す

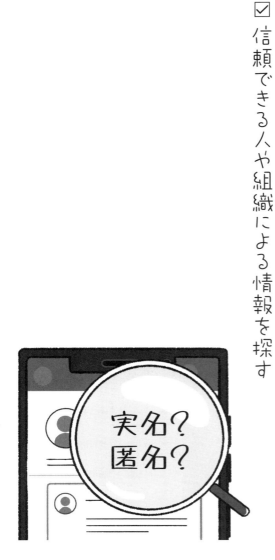

どんな情報でも、それを誰が発信している（言っている、書いている）かは、情報の妥当性、つまり信頼できる確かな情報かどうかをチェックする際に重要です。その分野に精通した人が発信している情報か、噂を聞いた程度の人が発信している情報か、それとも、そもそも誰が言ったか分からない情報かで、信頼の度合いはおのずと異なります。**目新しい情報、気になる情報に触れたときはまず、それを誰が言っている（書いている）かを確認する**習慣をつけたいものです。

当然ながら、健康や医療に関する情報も例外ではありません。健康や医療に関しては、誰でも知っているような基本的、常識的な情報もたくさんある一方で、医師や看護師など医療者向けの情報、さらには専門分野に精通した研究者しか知らないような情報もあり、インターネット上にはそれらの情報が混在しています。

一般論として、**健康や医療に関して何か知りたいことがある場合は、まずは責任ある立場の人や組織（医学会など）が名前を出して発信する情報を探す**ことからスタートするといいと思います。

■匿名情報を拡散する前に

インターネット上の情報、特にＳＮＳは、匿名のアカウントが非常に多く、情報を発信した人が誰なのか分からないことが少なくありません。匿名なら何を言っても構わないわけではないのは当たり前ですが、言いにくい（言えない）ことを発信することに対する心理的な敷居が下がるのか、事実ではない投稿、一部だけを切り取って誇張した投稿、さらにはまったくでたらめな投稿が紛れているのも事実です。このような投稿が多くの人の目に触れ、簡単に拡散されると、さらに多くの人に広まってしまいます。そのような情報はえてしてセンセーショナルな内容で、人々の関心を惹きやすい傾向があります。

米国マサチューセッツ工科大学の研究チームが、12万6000件のニュースに関するツイッター（現在はX）上の投稿、約450万件を分析したところ、正しいニュースに関する投稿より、誤ったニュースに関する投稿のほうが、速く、かつ広く拡散されていたことが分かりました。正しいニュースに関する投稿は、1000人に拡散されることはめったになかったのに対して、誤ったニュースに関する投稿では、その1%が、1000人から10万人近くに拡散されていました。投稿が10回拡散されるまでのスピードも、誤ったニュースに関する投稿のほうが20倍も速かったのです[10)11)]。

もちろん、匿名のアカウントによる投稿はすべてがでたらめというわけではありません。でも、目新しいから、面白いからと気軽に拡散する前に、少なくとも**そのアカウントが過去にどんな投稿をしてきたのか、過去の投稿は信頼できるものなのかを、自分のできる範囲で確認する習慣**をつけたいです。

【コラム】医学論文の著者であるということ

匿名でも作成、投稿できるＳＮＳ上の情報とは違い、信頼できる情報であることが高度に求められる学術論文では、その論文を誰が書いたのか、つまり論文の著者であることの資格（オーサーシップといいます）がとても重要です。

論文の著者としてふさわしくない人が著者に含まれることや、逆に、著者の資格があるにもかかわらず含まれないことは、不適切なオーサーシップであり、「好ましくない研究行為（ＱＲＰ）」と呼ばれます[12)]。前者の例としては、研究に実質的にかかわっていないのに、研究室の長（教授など）を慣例として著者にすること（ギフト・オーサーシップといいます）、後者の例としては、ビジネスとして論文作成を請け負う業者のライターを著者に加えないこと（ゴースト・オーサーシップといいます）などがあります。

文部科学省は「研究活動における不正行為への対応等に関するガイドライン」に基づいて、ＱＲＰを含む不正が認められた事例をインターネット上に公開しています[13)]。２０２３年度分として公開された不正事例13件のうち2件で、不適切なオーサーシップが認められました。うち1件では、論文に掲載された実験を直接担当した研究者を、研究の補助者であるとして、著者に加えていませんでした[14]。

世界の医学系の学術誌の編集者が参加する国際医学雑誌編集者会議（ＩＣＭＪＥ）は、オーサーシップの基準を、以下の４項目をすべて満たす場合としています[15]（日本語訳は日本医学会「医学雑誌編集ガイドライン２０２２」[16]による）

●論文の構想、デザイン、データの収集、分析と解釈において相応の貢献をした

●論文作成または重要な知的内容に関わる批判的校閲に関与した

●発表原稿の最終承認をした

●論文のいかなる部分においても、正確性あるいは公正性に関する疑問が適切に調査され、解決されることを保証する点において、論文の全側面について責任があることに同意した

論文を１人でまとめる場合は、これら４項目をすべて自分が行っているわけですから、本人が著者であることは明らかです。

一方、何人かで協力して論文をまとめる場合（こちらのほうが圧倒的に多いです）は、それぞれの研究者が論文の作成に当たってどのような役割を果たしたのかを明らかにした上で、自分のオーサーシップを自己申告することが広く行われています。論文の著者として名前を連ねることは、それだけの責任が伴うのです。

hint 4

情報源をたどれますか？

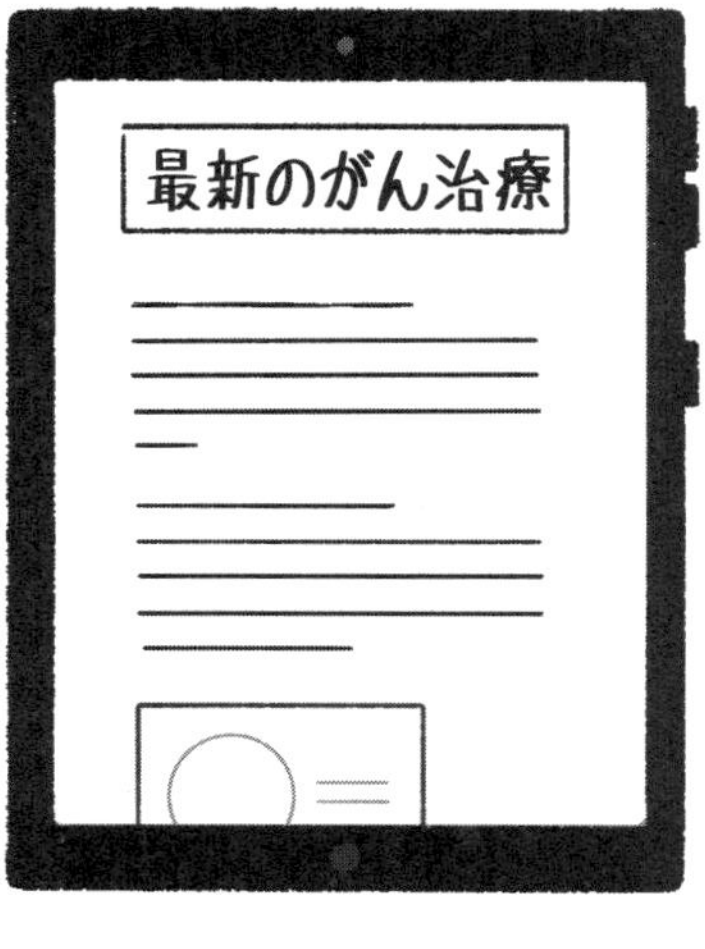

☑ どんな情報にも"元ネタ"がある

☑ 引用文献が明記されているかを確認する

☑ 情報源をたどれない情報は周りに広めない

健康や医療に関する情報には、その元となった何らかの情報があるはずです。元の情報がきちんと示されていれば、さらに詳しく知りたい人は元の情報をたどって確認することができます。逆に、元の情報が何も示されていなければ、単なる作り話なのか、それとも確かな情報なのか、確認することができません。

一般に、学術論文や書籍の著者は、本文で自分が主張したことの元になった情報を「出典」「引用文献」あるいは「参考文献」として明記します。この本も、引用文献をできるだけ付ける方針です。

ただし、元の情報といってもさまざまなレベルがあります。

健康や医療に関する情報では、元の情報の中でも、人間を対象に科学的な方法で検証された情報、つまり科学的な根拠（エビデンスといいます）が重視されます（75ページ）。

科学的な根拠は、学術論文や、学術論文を引用して作成された診療ガイドライン、あるいは、国や研究機関の報告書などの形で発表されることが多いので、これらが引用文献として明記されているかどうかを確認するのも一つの方法です。

■元ネタが分からない情報が多い

論文や書籍などの学術的な文献が検索できるグーグルスコラー[17)]のトップページに、「巨人の肩の上に立つ」という言葉が掲げられているのをご存じでしょうか？　この言葉は、「偉大な先人たちの業績や先行研究などを巨人に喩えて、現在の学術研究の新たな知見や視座、学問の進展といったものもそれらの積み重ねの上に構築され、新しい知の地平線が開かれる」[18]という意味です。

自分の主張した内容の元になった情報（先人の業績や先行研究に他なりません）をきちんと明記することは、先人の努力と成果をリスペクトすることでもあります。

ただ、私たちが日常的に見聞きするのは、元の情報がきちんと明記されている情報ばかりではありません。実際にはその逆で、元の情報が明記されていない情報があまりにも多いのです。特にインターネット上の情報、ＳＮＳや掲示板の書き込みは、なぜそんなことが言えるのか、本当にそうなのか、元の情報がないために読み手が確認しようがない情報が大量に拡散されています。

行政、研究所、大学、学会など責任のある機関が健康や医療に関する情報を提供するときは、情報がいつ発信されたものなのか **ヒント1** とともに、その情報の元になる情報、つまり論文などの参考文献を明記することを徹底してもらいたいものです。

ともあれ、「元ネタが分からない情報は見かけても周りに広めず、「そういう話もあるのか」と思う程度にとどめておくのが無難だと思います。

【コラム】根拠に基づく医療（EBM）

健康や医療に関する情報で、「根拠（または英語でエビデンス）」という言葉が使われることがよくあります。この場合の根拠（エビデンス）とは、単に「ある言動のよりどころ」（広辞苑）という意味を超えて、「人間を対象に科学的な方法で検証されたこと」という意味が含まれています。

たとえば、「肩こりにはノーカタコリという貼り薬（実際にはこんな名前の薬はありません！）が有効」という主張の根拠として、「近所の人が効くと言っていたから」だけでは、根拠というにはちょっと心もとないです。

別の根拠として、肩こりに悩む男女10人にノーカタコリを貼ってもらい、その感想を聞いてみたら、7人が「楽になったような気がする」と答えたとしたら、少しは説得力が増すかもしれません。

さらに、肩こりに悩む男女を200人集めて、年齢や性別などを調整した上でランダムに二つのグループに分け、片方のグループにはノーカタコリを貼ってもらい、もう片方のグループには、ノーカタコリと見た目や匂いはまったく同じでも有効成分を含まない貼り薬（有効成分を含まないので、もはや薬とは言えず、プラセボと言います）を貼ってもらい、肩こりがどれだけ楽になったかを測定して比較する実験（臨床試験）を行ったとしたらどうでしょうか。

厳密な方法で比較した結果、ノーカタコリを貼ったグループは、プラセボを貼ったグループに比べて、肩こりが楽になった程度が明らかに大きければ、さらに説得力が増すと考えてもよさそうです。

そして、この臨床試験の結果が、学術論文として一流の学術誌に発表されたとしたら、それはノーカタコリが肩こりに有効であることの一つの根拠（エビデンス）と言ってもよいでしょう。

このように、質の高い根拠（エビデンス）に基づいて健康や医療に関する意思決定を行い、行動につなげるという考え方、およびそのプロセスのことをエビデンス・ベースト・メディシン（Evidence-based Medicine、直訳すると「根拠に基づく医療」）と呼びます。略してEBMと呼ぶことも多いです。

EBMというキーワードは、カナダのマクマスター大学のゴードン・ガイアット教授が1991年に発表した短い論文[19]に初めて登場しました。

ガイアット教授を含むEBMを推進する学者のグループは1992年から、世界的に有名な臨床医学の学術誌である米国医師会雑誌（JAMA）でEBMの連載を始めました。連載の第

1回目の論文[20]では、ＥＢＭは医学の新しいパラダイム（規範）だと高らかに宣言しており、当時の彼らの意気込みが伝わってきます。

そして、１９９７年にＥＢＭの教科書[21]が出版され、瞬く間に世界中に広まったのです。この教科書は現在も版を重ねています。当然ながら、医学や薬学を学ぶ学生の教育カリキュラムにはＥＢＭが含まれています。

ただし、ＥＢＭでは科学的な根拠（エビデンス）を重視すると言っても、エビデンス〝だけ〟を重視するわけではありません。

ＥＢＭが日本に紹介された当初は、根拠（エビデンス）だけにこだわりすぎる風潮（誤解）も見られましたが、ＥＢＭを推進してきた世界のリーダーたちは、最初からそんなことは言っていませんでした。

たとえば、ノーカタコリが肩こりに有効だというエビデンスが仮にあったとしても、日本ではまだ発売されていなかったり、貼り心地がどうしても気に入らなかったりすれば、使うことは難しいでしょう。

つまり、ＥＢＭとは、

●臨床研究で得られた科学的な根拠

●患者の状態や置かれている環境

●患者の要望や取りそうな行動

●医療者の専門性や経験

これら三つの要素を合わせた上で、さらに

も加味しながら、意思決定や行動に生かす、という考え方なのです[22]。

hint 5

違う情報と比べてみよう

☑ 選択肢は一つに限らない

☑ 違う情報と比較すれば違いが分かる

☑ 比較するポイントは具体的に

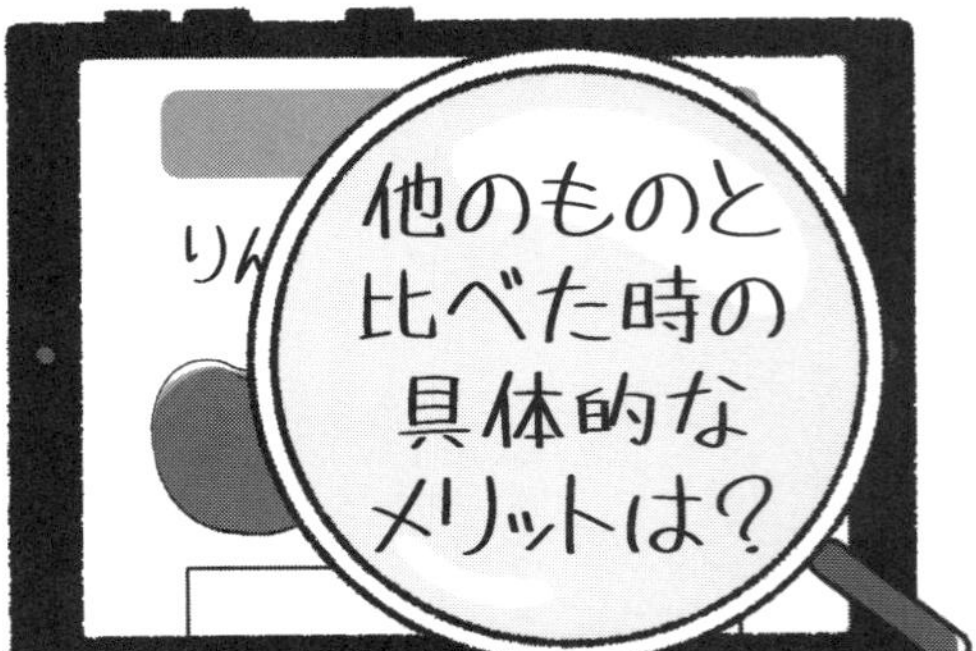

海外の友人が日本に遊びに来て、和食が食べたいとリクエストしたとしましょう。あなたは友人をどのお店に連れていくか、慎重に検討するはずです。メニューの種類や味は当然のこと、店の立地や店内の雰囲気、サービスの細やかさ、価格帯など、候補となる複数の店を徹底比較して、最良と考えるお店に予約を入れるでしょう。久しぶりの友人との会食という重要なことを決めるときは、複数の選択肢を比較検討してから選ぶのは当たり前です。

健康や医療に関する情報でも、まったく同じです。たとえば、あなたが便秘で悩んで友人に相談したところ、「ベンピスルットという薬（実際にはこんな名前の薬はありません！）がいいよ！」とすすめられたとします。仮にその情報自体はウソではなかったとしても、すぐにベンピスルットを買ってきて飲むのではなく、別の情報、たとえばベンピスルット以外の便秘薬の情報や、食べ物や運動など薬以外の便秘対策の情報、さらにはベンピスルットの副作用に関する情報にもアンテナを伸ばす余裕を持ちましょう。薬の情報を探すときは、薬剤師に自分の状況を説明して相談してみるのもよいと思います。

複数の違う情報を集めて、それらを比較した上で、自分の便秘にはどれがよさそうかをじっくり検討、判断したいものです。

■漠然とした情報より具体的な情報を

では、健康や医療に関する情報を比較する場合に、どのような点に注意すればよいでしょうか？　まず、「健康にいい」「元気になる」といった、健康上のメリットを示す言葉に接したら、**具体的にどのようなメリットなのかを確認する**ことです。たとえば「朝食にりんごを食べるのは健康にいい」という情報が仮に本当だとしても、具体的にどのように健康にいいのかが分からなければ、別の情報、たとえば「朝食に麦飯を食べるのは健康にいい」と比較ができません。「健康にいい」などの、漠然とよいイメージのある言葉は、受け取る側が自分に都合よく解釈してしまうことがよくありますが、それ以上の情報がなければ、話半分に聞いておく程度でいいのではないでしょうか。

この点をクリアして、「寝つきがよくなる」「風邪を引きにくくなる」といった健康上のメリットがより具体的に示されている場合、次に注意したいのは、それがどのくらいなのか、程度を確認することです。仮に、「背筋を伸ばすと腰痛が軽くなる」という情報が本当だとしても、わずかに痛みが軽くなったような気がしただけなのか、ほとんど痛みが気にならなくなったのかでは、同じ「軽くなる」でもずいぶん違います。その程度が分からなければ、別の情報、たとえば、「背中をさすると腰痛が軽くなる」と比較することができません。

さらに、**メリットだけに目を奪われずに、何かデメリットがないかという点にも注意**しておきたいですね **ヒント14**。

hint 6

ご存じですか？診療ガイドライン

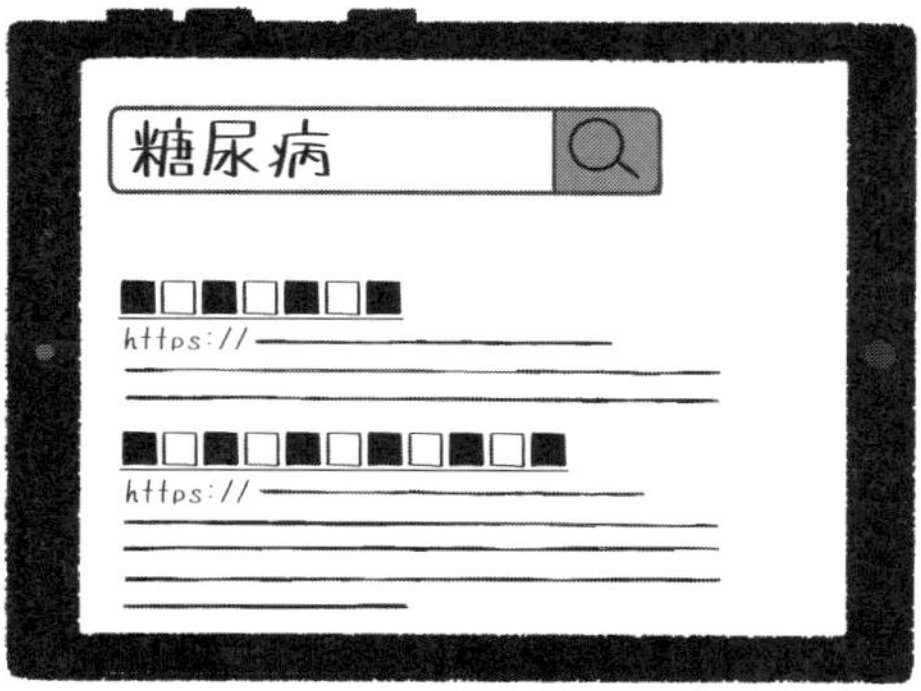

☑ 多くの病気に診療ガイドラインがある

☑ 最適と考えられる方法をおすすめしてくれる

☑ 患者用の診療ガイドラインも増えつつある

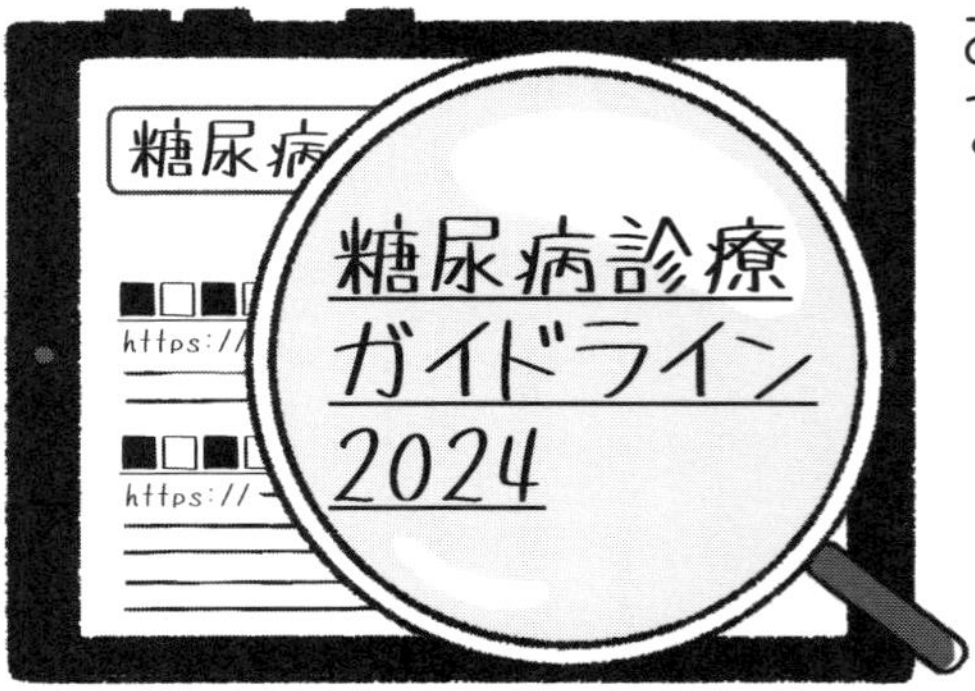

病気であることが分かり、今後の見通しや治療法などを自分で調べてみたいときに、信頼できる情報源の一つとして覚えておきたいのが診療ガイドラインです。

診療ガイドラインとは何でしょうか。診療（治療）ガイドラインの作成支援や普及促進を行っている日本医療機能評価機構Ｍｉｎｄｓ（マインズ）は、次のように定義しています。

「健康に関する重要な課題について、医療利用者と提供者の意思決定を支援するために、システマティックレビューによりエビデンス総体を評価し、益と害のバランスを勘案して、最適と考えられる推奨を提示する文書」[23)]

言葉遣いがやや難しいのですが、要するに、病気の診療（予防、診断、治療、療養など）に関してこれまでに分かっている情報を調べ上げ、それぞれのメリット（益）とデメリット（害）を比較した上で、現時点ですすめられる方法（推奨）をまとめた文書のことです。医療者だけではなく、患者の立場にとっても参考になる〝手引き〟なのです。

■患者向けのガイドラインも

昨今、診療ガイドラインはさまざまな病気について作成されています。ただ、現状は多くが医療者向けで、患者が読むにはやや難しく感じられるかもしれません。

しかし中には、患者や家族が読むことを想定して作られた診療ガイドラインもあります。たとえば、日本乳癌学会の「患者さんのための乳がん診療ガイドライン２０２３年版」[24]は、医療者向けの「乳癌診療ガイドライン２０２２年版」の要点を患者向けに分かりやすく解説したもので、インターネット上に公開されています。

同学会は患者向けの診療ガイドラインの目的を、

（1）患者に自身の病気についての理解を深めてもらうこと
（2）患者が医療者と対等な立場で自身の病気や治療方針について語り合う手助けとなること
（3）現在の最善の治療である標準治療を受ける機会を患者に失わせないこと

と説明しています。乳がんの患者にとっては、まさに心強い〝手引き〟と言えそうです。

今後は、診療ガイドラインを作成する段階から医療者だけではなく患者も参加することや、患者向けの診療ガイドラインがいっそう充実することが期待されます。

日本医療機能評価機構Ｍｉｎｄｓ（マインズ）が提供するウェブサイト（ＭｉｎｄｓガイドラインライブラリⅠ[25]）には、Ｍｉｎｄｓが評価・選定した診療ガイドラインがデータベース化されており、検索もできるので便利です。

病気の治療法に関する情報を見聞きしたときは、主治医に「この治療法は、最新の診療ガイドラインで推奨されているのですか？」と尋ねてみてください。

【コラム】ランダム化比較試験とシステマティックレビュー

診療ガイドラインの定義の中に、「システマティックレビュー」という言葉が出てきました。日本医療機能評価機構Ｍｉｎｄｓは、システマティックレビューを「学術文献を系統的に検索・収集し、類似した研究を一定の基準で選択・評価した上で、明確で科学的な手法を用いてまとめる研究、またはその成果物のこと」[23]と定義しています。

要するに、システマティックレビューを行うことにより、先人が作ってきた根拠（エビデンス）の全体像を知ることができるのです。

システマティックレビューの方法を確立し、その普及に大きな役割を果たしたのが、１９９３年に発足した非営利の国際共同プロジェクト、コクラン共同計画（現在は単にコクランと呼ばれています）です。コクランという名前は、英国の医学研究者である故・アーチー・コクラン（１９０９-１９８８）に由来します。

コクランは著書『効果と効率―保健と医療の疫学』[26]で、限られた医療資源を国民に公平に提供するためには、適切に評価され、有効性が示された医療行為（治療法など）を行う必要がある、と述べています。

そして、治療法の有効性を確かめる最良の方法は「ランダム化比較試験」であり、ランダム化比較試験を活用することが重要だ、と強調しました。

ランダム化比較試験とは、被験者となる人（患者）を集めてきて、くじ引きなどまったくの偶然に基づいて二つ（またはそれ以上）のグループに分け、片方には評価したい医療行為（たとえばAという薬の使用）を、もう片方には別の医療行為（たとえば別のBという薬の使用）を行って、結果を比較する臨床研究の方法です。75ページのノーカタコリの臨床試験も、ランダム化比較試験です。

ここで重要なのは、グループ分けをランダムに行うことです。こうすることにより、グループがほぼ均等に分かれることが知られています。

そのため、もしグループ間で結果に違いがあったとすれば、それはすなわち行った医療行為（Aという薬を使ったのか、Bという薬を使ったのか）の違いである、と解釈できるのです。

ランダム化比較試験は、現在でもなお、治療法や予防法の有効性を検証する標準的な方法とされています。

hint 7

薬の情報源

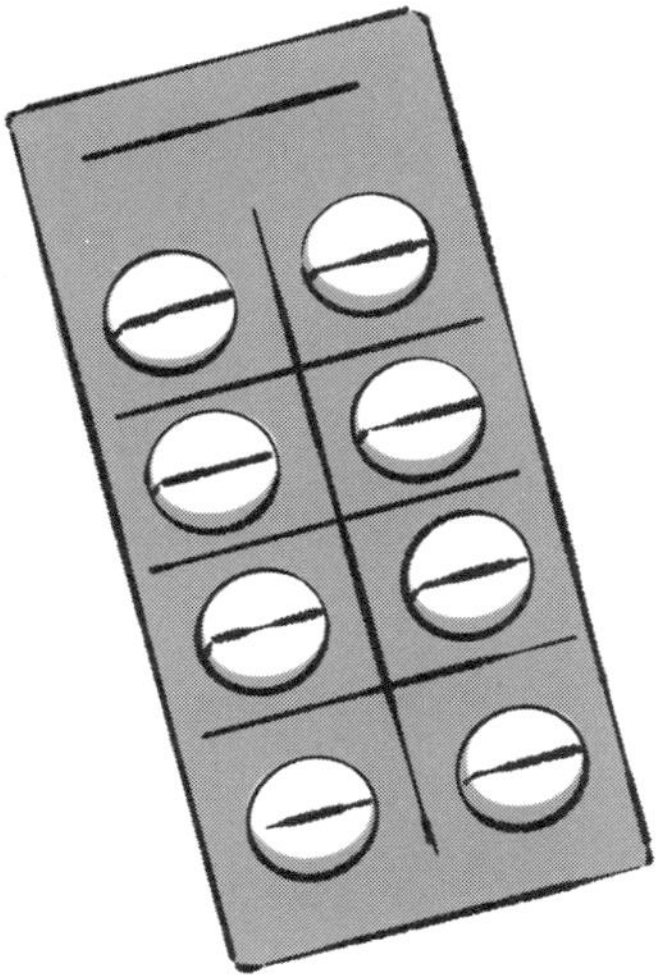

☑ まず薬の名前を知る

☑ 薬の説明書や「お薬手帳」を活用する

☑ 薬の情報を検索できるウェブサイトも活用する

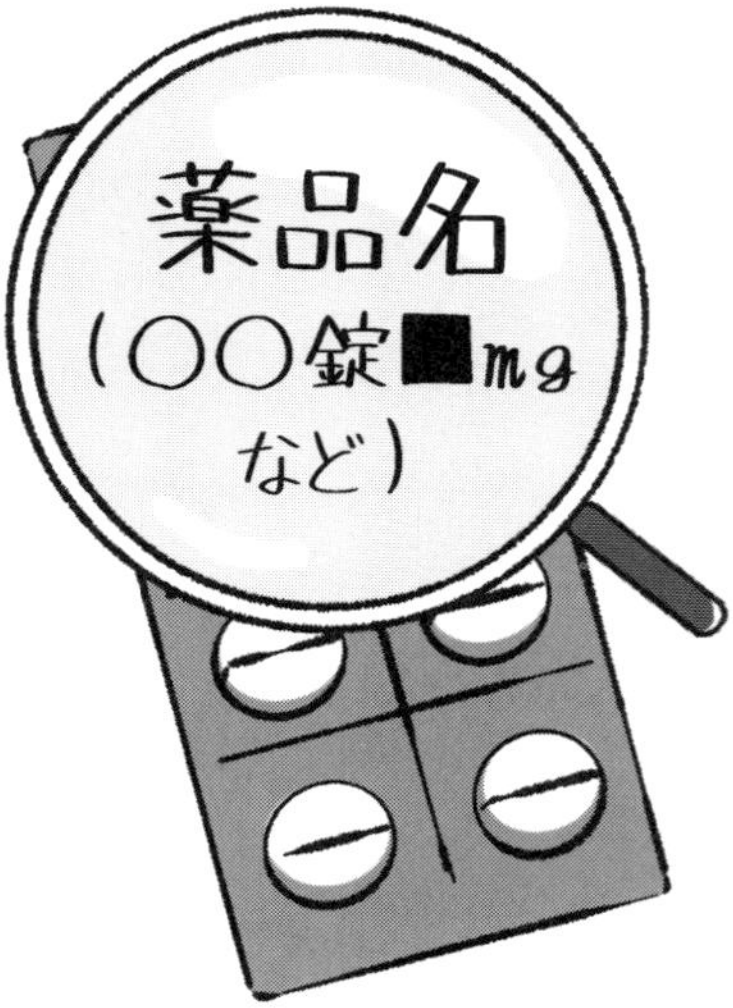

薬には効果や効能がある一方で、副作用もあります。薬の使い方（用法・用量）、使ってはいけない人（禁忌）、飲み合わせ（相互作用）など、守るべき注意点もいろいろあります。薬は、その薬に関する正確な情報が伴ってこそ、薬として役に立つのです。

まず、薬の名前を正確に知っておくことが重要です。2011年の東日本大震災では、避難先に自分の飲んでいる薬を持ってこられなかった人や、持ってきた薬の名前が分からない人に対して、全国から駆け付けた薬剤師が丁寧に聞き取りをしたり、現物の薬を見せながら確認したりして、どの薬かを確認しました[27)]。

薬に関する最も基本的で重要な情報源は、法律（医薬品医療機器等法第52条）で添付が義務付けられている「添付文書」です。薬局等で購入する薬には、箱の中に添付文書が入っています。医療機関で使う薬の添付文書は医療者向けですが、患者が薬局で薬をもらうときは、薬剤情報提供書が必ず渡されます。いずれも薬の名前、服用方法、副作用などが分かりやすく書かれています。

内閣府が2020年に実施した「薬局の利用に関する世論調査」によると、自分が服用している薬を記録しておく「お薬手帳」を利用している人は71・1％（1382人）に上りました[28)]。紙の手帳に加えて、スマートフォンに保存しておける「電子版お薬手帳」も実用化が進んでいます。

■インターネット上の薬の情報源

インターネット上で閲覧できる薬についての情報源も充実してきました。一部を紹介します。

●独立行政法人医薬品医療機器総合機構(https://www.pmda.go.jp/)

トップページの「訪問者別」で「医療者の方におすすめのコンテンツ」の「添付文書・RMPを調べたい」から「医療用医薬品の添付文書」を選び、自分が調べたい医療用医薬品(診療所や病院で医師が処方する薬)の名前を入力して検索すると、添付文書やそれ以外の情報が閲覧できます。また「一般用医薬品の添付文書」を選んで、自分が調べたい一般用医薬品(薬局やドラッグストアで購入できる薬)の名前を入力して検索すると、同様に、添付文書やそれ以外の情報が閲覧できます。情報量が豊富なのはよいのですが、検索機能を使いこなすのは、ちょっとハードルが高いかもしれません。

●一般社団法人くすりの適正使用協議会くすりのしおり(https://www.rad-ar.or.jp/siori/)

医療用医薬品の情報を、患者向けに分かりやすくまとめた「くすりのしおり」を閲覧したり印刷したりできます。薬の名前(写真付き)、作用と効果、使用上の注意、用法・用量、生活上の注意、主な副作用、保管方法などがコンパクトにまとまっています。

「くすりのしおり」は、基本的には医師や薬剤師が患者に手渡すことを想定しています。英語版もあります。

【コラム】患者に知らされなかった薬の情報

今では信じられないかもしれませんが、１９９０年代半ば頃までは、医療機関で処方される薬に関する情報は医師や薬剤師が知っていればよいとされ、薬の名前を患者に伝えることは多くありませんでした。

錠剤やカプセル剤を患者に交付するときは、ＰＴＰ包装の耳の部分（薬の名前が書いてある）をわざわざ切り取って渡していたほどです[29]。

一方、米国では１９８０年代以降、薬に関する「ゲット・ジ・アンサー（Get the Answer）運動」が国を挙げて進められていました。

患者には薬についての「答えをもらおう（Get the Answer）」と質問を促し、医療者には薬についての「答えをあげよう（Give the Answer）」と情報提供を呼び掛ける運動です。背景には、消費者運動の高まりとともに、患者の権利が広く認識されるようになったことがあります。

ですが、当時の日本の医師の間では「ゲット・ジ・アンサー運動」に対して、「当然の要求であり日本でも推進すべきだ」という意見と、「理想は分かるが混乱を懸念する」という意見が相半ばしていました[30]。

薬の副作用について知らせると患者が薬を飲まなくなるのではないか、と考える医師が少なくなかったのです。

それでも、自分の飲んでいる薬について正確な情報を知りたいという患者の思いは強く、家庭医学書として出版された『医者からもらった薬がわかる本』（木村繁著、初版１９８５年）はベストセラーになりました。

その後、１９９６年４月の診療報酬改定で、患者に対して薬に関する情報提供を行うと診療報酬が加算されることになり、制度面から医療者に情報提供を促しました。また、同年６月には薬剤師法が改正され、調剤した薬について患者に情報を提供することが薬剤師の義務になりました。

このような過程を経て、日本でも患者に薬剤情報提供書が渡されるようになり、お薬手帳の普及にもつながっていったのです。

第3章

数字には読み方がある

Tips to avoid being misled by
health and medical information

日付や時刻、ものやサービスの値段、明日雨が降る確率、はては相撲の星取表まで……。ふだんはそれほど意識していないかもしれませんが、私たちは実にさまざまな数字に囲まれながら毎日を過ごしています。

文字情報を読み取り、理解し、使いこなす能力を「リテラシー」と呼ぶ（49ページ）のと同じように、数字の情報を読み取り、理解し、使いこなす能力のことを「ニュメラシー（numeracy）」といいます。

経済協力開発機構（OECD）が実施する国際成人力調査（PIAAC）[1]では、成人に求められる能力を「リテラシー（読解力）」「ニュメラシー（数的読解力）」「ITを活用した問題解決能力」の三つとしています。

やや脱線しますが、2011－2012年に実施されたPIAACの第1回調査（24カ国・地域が参加）の結果、日本は、「リテラシー」と「ニュメラシー」についてはなんと参加国・地域中1位、「ITを活用した問題解決能力」に関しても、コンピューター調査を受けた人に限れば1位でした。

ただし、コンピューターの使用経験がないと答えた（そのため紙の調査を受けた）人の割合はOECDの平均よりも高く、職場や家庭でパソコンを用いた電子メール、インターネット、表計算ソフト、ワープロソフトなどを使用する頻度は、参加国中最も低いレベルでした[2]。

さらに、２０２４年12月に公表された最新（２０２３年実施）のＰＩＡＣＣでは、日本は、「リテラシー」と「ニュメラシー」でフィンランドに次いで2位、「問題解決能力」もフィンランドと同点で1位という結果でした[3)]。

少なくともこの調査からは、日本人のリテラシーやニュメラシーは高いレベルにあると言えそうです。

健康や医療に関しても、身長や体重、血圧値や血糖値など、体の状態や機能の多くが数字で表されます。

昨今はセンサー技術の進歩により、採血したり体を傷つけたりしなくても、簡単に体の機能を測定してデータ化し、病気の診断や治療に生かす取り組みが進みつつあります。健康や医療に関する数字を目にする機会は、今後さらに増えていくはずです。

hint8

数字で分かる「どのくらい？」

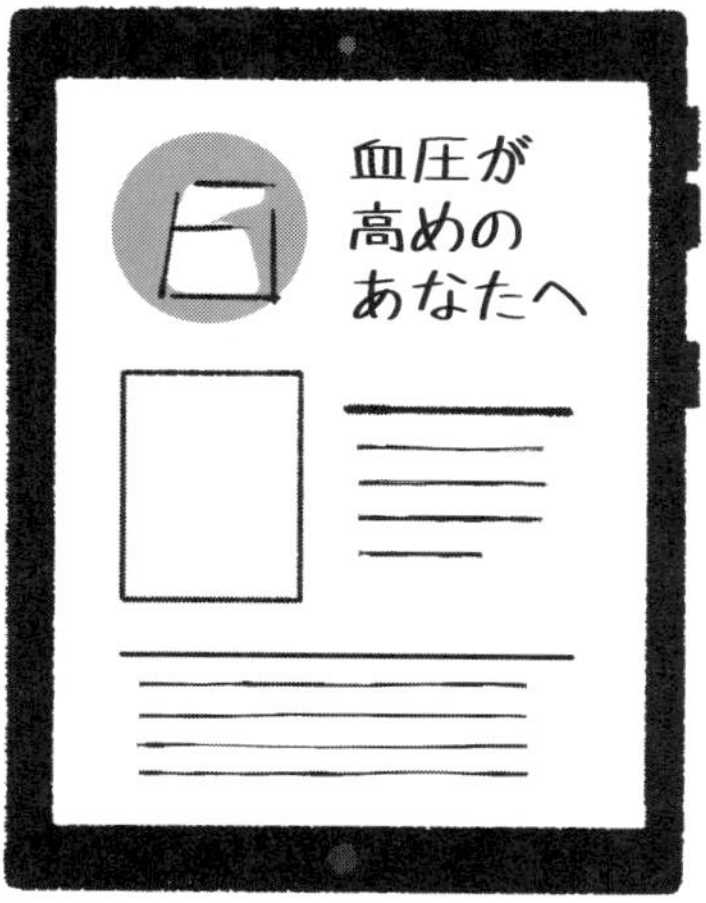

☑ 数字だと具体的に示すことができる

☑ 他の数字と比較しやすい

☑ だから人にも伝えやすい

季節の変わり目に「今朝はちょっと涼しい」と感じたり、外国旅行に行って「ハンバーガーの値段がすごく高い！」と驚いたり……。私たちは日ごろ、さまざまな〝違い〟に気付きます。これらは皆、違う情報と比較した結果です ヒント5 。「今朝はちょっと涼しい」は、今朝の気温を昨日の朝と比較した結果です。

こうした違いを自分の心の中にとどめておく限り、特に問題は生じません。でも、その違いが情報として発信される場合は、「どのくらい」違うのかを具体的に伝える必要があります。そんなときこそ数字の出番です。「今朝はちょっと涼しい」より「今朝は昨日に比べて2℃低い」と伝えるほうが、具体的、かつ正確です。

健康や医療に関する情報には、よく数字が出てきます。

熱っぽくて医療機関を受診したときに必ず体温を測るのも、体温がふだんに比べてどのくらい高いかを正確に知るためです。数字を使うことにより、私たちは情報をより具体的に、正確に知り、判断することができるのです。

ただし、「2℃低い」では「ちょっと涼しい」に込められた気持ちやそのときの状況まで伝えるのは難しいかもしれません。その点に関しては205ページで改めて触れたいと思います。

■数字に置き換えると利用しやすくなる

医学や公衆衛生学の研究者は昔から、正確な情報を把握し、それを第三者に伝えるために、健康や医療に関するさまざまなことを数字で表現してきました。

身長や体重、血圧値や血糖値はもちろん、熱傷（やけど）の程度[4]や介護度[5]なども数字で表されます。

ちょっと難しくなりますが、身長や介護度などのように「二つ以上の値を取り得るもの」を変数と呼びます[6]。変数には大きく分けて、連続変数（連続した値を取ることのできる変数）と、カテゴリー変数（いくつかのカテゴリーに分けられる変数）があります。身長や体重、体温は連続変数、介護度は1から5までの5段階に分かれるのでカテゴリー変数です。「要介護1・5」とか「要介護3・89」などとは言いませんね。

連続変数は、特定の値で仕切ることによって、カテゴリー変数にすることができます。たとえば血圧値は連続変数ですが、特定の値で仕切ることによって、正常血圧から（病気としての）高血圧まで分類されています[7]。こうすることにより、血圧値がどのカテゴリーに入っていれば治療を行うべきか、といった基準を示しやすくなります。

このように、数字で表すのは具体的で正確なことに加え、利用がしやすくなるメリットもあります。

hint 9

レビューの数では分からない

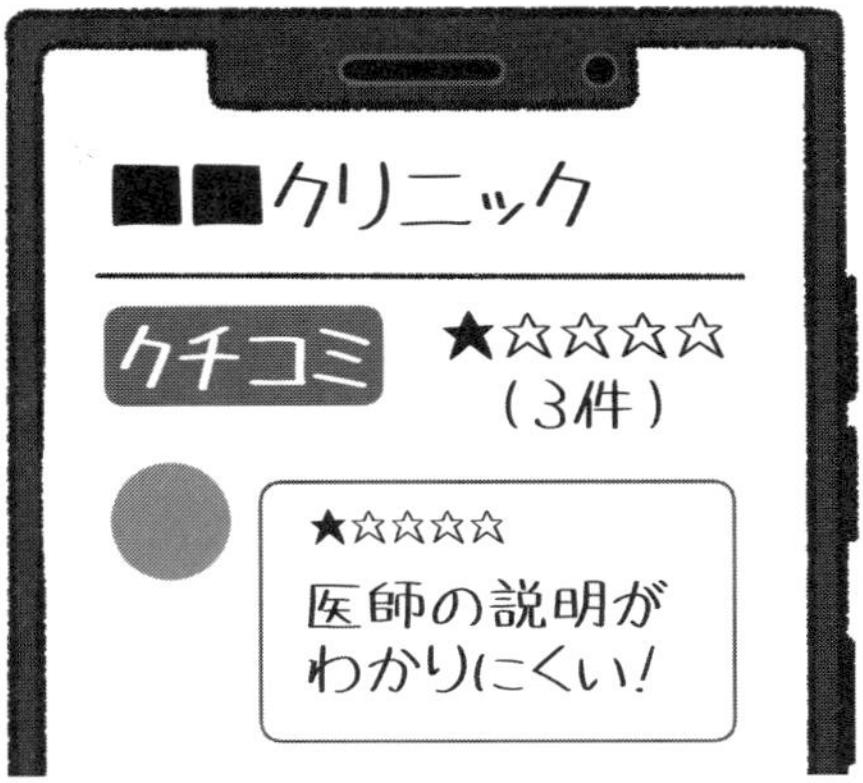

☑ レビューを投稿する人は利用者の一部

☑ 投稿した人以外に投稿しなかった人もいる

☑ 投稿されたレビューだけでは全体の評価は分からない

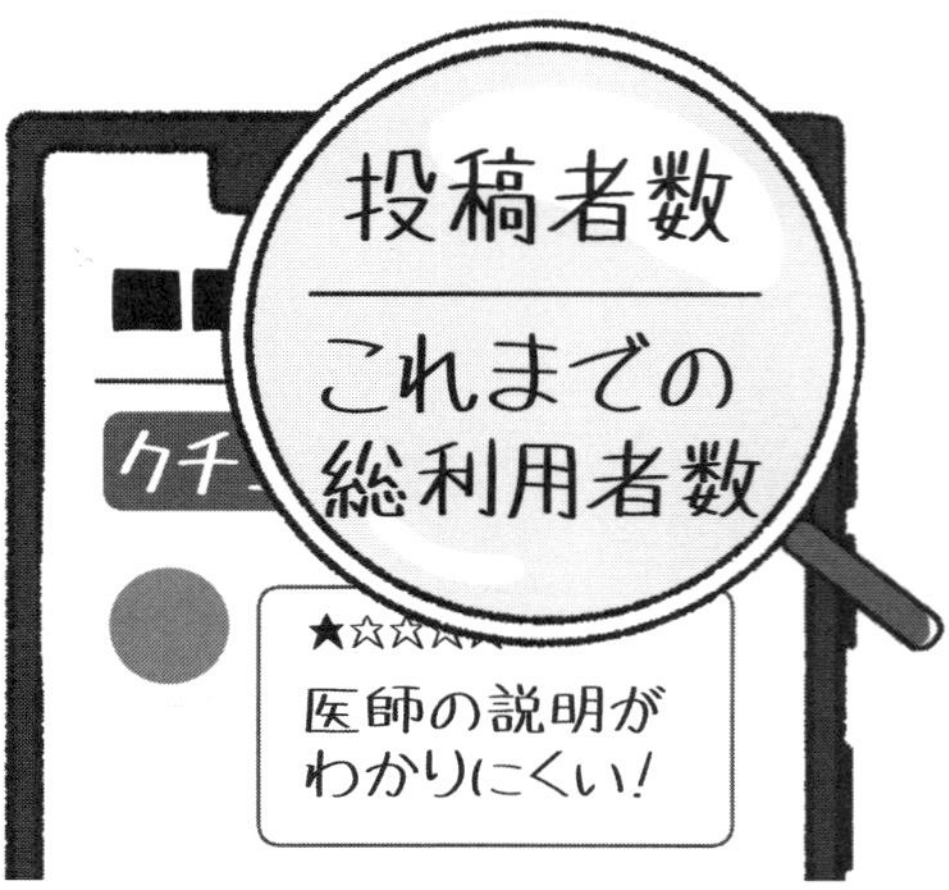

インターネットで医療機関の検索をすると、「医師が親切だった」「待ち時間が長かった」といった、その医療機関を受診した感想（クチコミ、レビュー）が付いていることがあります。

厚生労働省の受療行動調査（2020年実施、対象は病院の外来・入院患者約10万6000人）[8]によると、医療機関にかかるときの情報源としてダントツで多かったのは、外来・入院ともに「家族・友人・知人のクチコミ」でした。65歳未満の人に限った場合、外来で2番目に多かったのは「医療機関が発信するインターネットの情報」、3番目は「医療機関・行政機関以外が発信するインターネットの情報」でした。3番目にはインターネット上のレビューも含まれていると考えられます。他人のレビューが情報源として重宝されていることの現れです。

レビューの多くは匿名、つまり書いた人が誰か分からないので、そもそも信頼できる情報と言えるか不明です ヒント3 。でも、そんな匿名のレビューであっても、ネガティブな内容が一つでもあると、その医療機関に対する印象が悪くなってしまいがちです。逆に、ポジティブなレビューが一つでも付いている医療機関には、よい印象を持つことが多いのではないでしょうか。

■レビューを書いているのは一部の人だけ

インターネット上の匿名のレビューについて、数字の面から考えてみましょう。

仮にネガティブなレビューが三つあったとして、これまでにその医療機関を受診した患者数は、たった３人のはずはありません。

仮に１００人いたとしましょう。投稿した３人が仮に本心からレビューを書いていたとしても、残りの97人はどうだったのか、こちらから知ることはできません。もしかしたら、その医療機関が気に入らなかったのはレビューを書いた３人だけで、残りの97人は満足していたかもしれません。

レビューを書いた人数（分子）だけが分かっても、全体の人数（分母）が分からなければ、その医療機関のほんとうの評判は分からないのです。

グーグルマップに投稿された、医療機関に対する5段階評価（星一つ〜星五つ）とクチコミ約1万４０００件を分析したところ、最高の星五つ（36％）と最低の星一つ（31％）が多く、その間は少ないという結果でした。

クチコミは医師の対応に関するものが多く、ポジティブなクチコミは高評価に、ネガティブなクチコミは低評価に影響を与えていました[9]。

ポジティブ、ネガティブともに、クチコミを書きたくなるような強い感情を抱いた人（だけ）がレビューを書いていたことがうかがえます。

hint 10

大きい数字は大きく見える

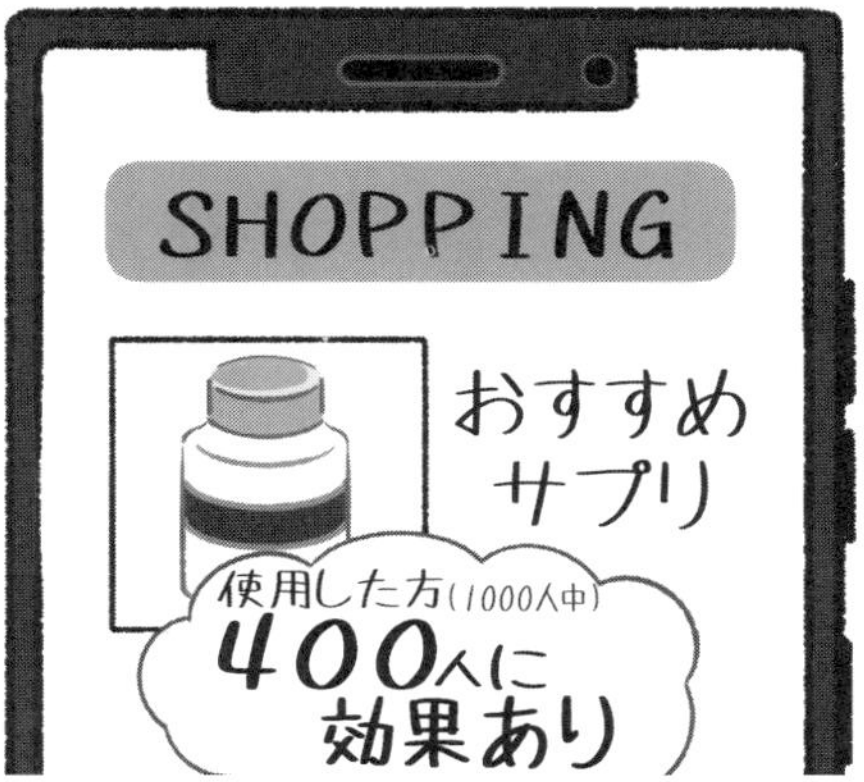
SHOPPING
おすすめサプリ
使用した方（1000人中）
400人に
効果あり

- ☑ 健康や医療に関する情報には割合が出てくることが多い
- ☑ 割合にはさまざまな示し方がある
- ☑ 見かけの数字が大きいと、割合が大きいと勘違いしがち

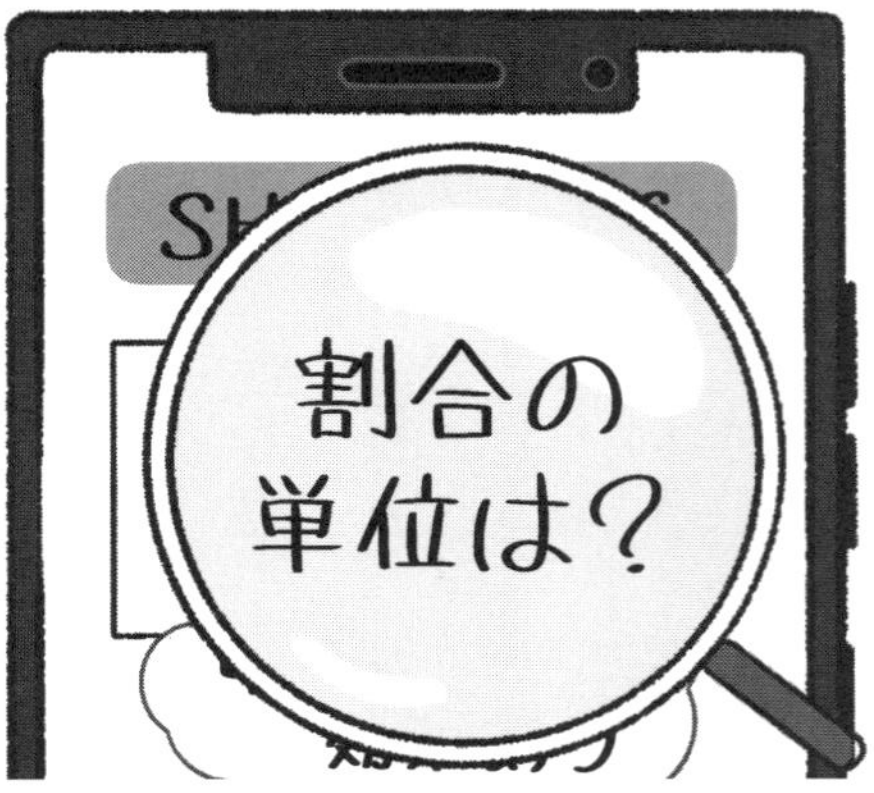

全体像を知るためには、分子の数だけではなく、分母の数も知らなければなりません（ヒント9）。この「分子／分母」のことを「割合」といいます。言うまでもなく、分子はある特定の（着目している）数、分母は全体の数で、分母の数には分子の数も含まれます。健康や医療に関する情報で、割合が使われることはよくあります。たとえば、新型コロナウイルス感染症（ＣＯＶＩＤ－19）のワクチンを１０００人に接種した後に筋肉痛を起こした人が４００人いたとしましょう。その場合、筋肉痛を起こした割合は、分子／分母＝４００／１０００になります。これは次の４通りの書き方で表せます。

●頻度（整数）で表すなら「1000人中400人」
●小数で表すなら「0・4」
●歩合（割、分、厘）で表すなら「4割」
●百分率（パーセント）で表すなら「40％」

当然ですが、どれも同じ大きさです。でも、パッと見ただけでは、「０・４」に比べて「40％」のほうが、筋肉痛がより多く起こりそうな気がするかもしれません。**数字を見るときは、数字の大きさに惑わされず、必ず単位を確認してください。**

■割合を示す数字の理解度――米国での実験

薬で副作用を起こす割合や、将来何らかの病気にかかるリスク（これも割合です）など、健康や医療に関する割合には、患者も知っておくべき重要な情報がたくさん含まれています。割合をどのように示せば患者に正しく理解してもらえるかは治療を左右しかねないので、医療者にとって大きなテーマです。

米国のスティーヴン・ウォロシン医師らが米国の18歳以上の約3000人を対象に行ったランダム化比較試験（87ページ）を紹介します。この試験では、参加者をランダムに五つのグループに分け、各グループに薬の効果や副作用を説明する一覧表を渡しました。内容はどれも同じですが、割合の表し方をグループごとに次のように変えました。

グループ1：1000人当たりの人数を整数（頻度）で示す

グループ2：割合の大きさによって100人中何人、1000人中何人、10000人中何人など、「〇人中」の数字を変えて整数で示す

グループ3：百分率（パーセント）で示す

グループ4：グループ1の方法とグループ3の方法を重ねて示す

グループ5：グループ2の方法とグループ3の方法を重ねて示す

参加者全員に対して、一覧表に書かれていることの理解度（一覧表に関する18問の問題のうち何問正答できるか）を尋ねたところ、極端な差は見られませんでしたが、グループ3のパーセント表示がやや高く、グループ2がやや低いという結果でした[10]。

【コラム】「リスク」の意味を深堀りする

１０９ページで、「将来何らかの病気にかかるリスク」という表現を使いました。このように、健康や医療に関する情報には〝リスク〟という言葉がよく使われます。他にも、

「たばこを吸う人は吸わない人に比べて、何らかのがんになるリスクが約１・５倍高まる[11)]」

「気温の上昇に伴って食習慣が変わり、胃腸を痛めるだけではなく食中毒のリスクが高まるという[12)]」

など、数え上げればきりがありません。改めて、リスクとは何を指すのかについて整理しておきます。国際標準化機構（ＩＳＯ）はリスクを

「危害の発生確率とその危害のひどさとの組合せ」

と定義しています[13]。つまり、リスクとは危害の「ひどさ」と「起こる確率」を掛け合わせた期待値ということになります。ここで言う危害とは「人々の健康に対する傷害もしくは損害、あるいは、財産や環境への損害」です。自然災害や交通事故について使われるリスクは、この定義によくあてはまります。

たとえば南海トラフ地震の場合、地震という危害について、「ひどさ」は「マグニチュード8〜9クラス」、「起こる確率」も「30年以内に80％程度」[14]と、リスクは非常に大きいと考えられます。

リスクにはもう一つ、「ある定義された集団で、ある特定の時間内に、有害または有益なイベントが起きる確率」[15]という定義があります。これは疫学におけるリスクの定義で、健康や医療に関する情報では、こちらの定義の意味で使われることも多いです。

先の例に出てきた「がんになるリスクが約1・5倍高まる」は「がんになる確率が約1・5倍高まる」と言い換えられます。

疫学でいうリスクは、必ずしも人間にとってよくないことだけではなく、よいことにも使われます（もっとも、多くの場合はよくないことについて使われています）。

hint11

「10%減」でどれだけ減った？

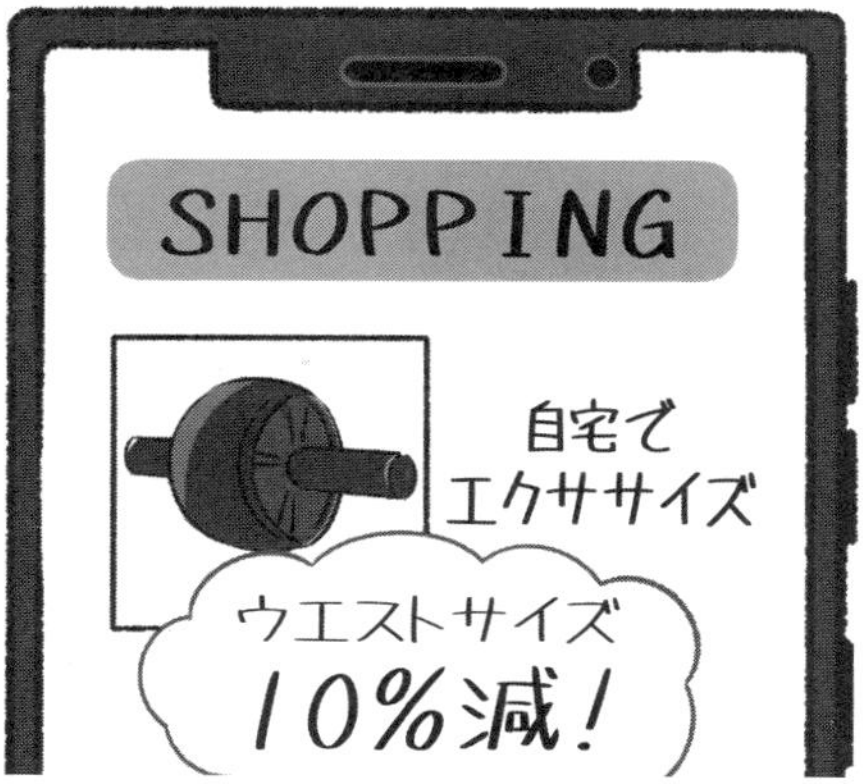
SHOPPING
自宅でエクササイズ
ウエストサイズ
10%減！

☑ 割合を見たら、元の数字(量)を確認する
☑ 同じ割合でも元の量によって実際の量は違う
☑ 割合で示されると大きく感じてしまいがち

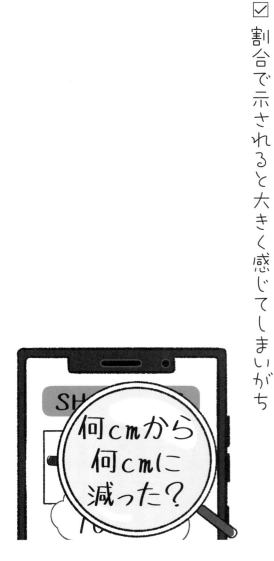

健康や医療に関する情報には割合が使われることが多く **ヒント9** 、さらに、割合には複数の示し方があること **ヒント10** をお話ししてきました。次は、その割合が示す意味について考えてみましょう。

「運動を3カ月続けたらウエストサイズが10％減った！」は、その人の「運動を3カ月続けた後のウエストサイズ」は、「運動を始める前のウエストサイズ」に比べて「10％減った」という意味だと解釈できます（別の解釈として、「運動を続けて行った人の3カ月後のウエストサイズ」は「運動を行わなかった人の3カ月後のウエストサイズ」に比べて「〈平均して〉10％減った」も考えられます。こちらについては、この後のコラムで改めて説明します）。

ここで気を付けたいのは、同じ「10％減った」でも、その人の運動を始める前のウエストサイズによって、実際に減った長さが違ってくるという点です。**割合を示す数字を見かけたら、まず元の数字（量）を確認する必要があります。**

■**割合で示すと、変化を大きく感じてしまいがち**

ウエストサイズが120㎝ある太った男性と、ウエストサイズが70㎝のやせ型の男性を想像してみてください。太った男性のウエストサイズが「10％減った」としたら、減ったのは12㎝、現在のウエストサイズは108㎝ということになります。一方、やせ型の男性のウエストサイズが「10％減った」としたら、減ったのは7㎝、現在のウエストサイズは63㎝です。

つまり、元の数字（ウエストサイズのような〝長さ〟でも、体重のような〝重さ〟でも、また、ある期間内に病気にかかるリスクのような〝割合〟でも）が違えば、減ったのは同じ10％でも、実際に減った量は違ってきます（12㎝と7㎝）。

ちょっと脱線しますが、お店の「全品半額セール」で、つい定価が高いものを買ってしまうのは、元の値段が高いほうが割り引かれる（＝得をする）額が大きいことを、私たちが直感的に理解しているからです。

ここで注意したいのは、割合で示されると、変化をより大きく感じてしまいがちな点です。アルツハイマー病の薬であるレカネマブは、「病気の進行速度を27％緩やかにする効果」などと報道[16)]されたこともあって話題になりました。しかし、この数字の根拠となった臨床試験の結果を見ると、服用18カ月時点の認知症の程度（18点満点）の変化は、レカネマブ群では1・21点、プラセボ群は1・66点でした。つまり両群とも認知症は進行しており、レカネマブ群では0・45点分（だけ）進行の度合いが少なかった、ということだったのです[17)]。

パッと見ただけでは「0・45点」より「27％」のほうが大きく変化したように感じるかもしれません ヒント10 。同じ臨床試験を根拠にした情報でも、結果をどう表現するかによって、受け取る側が抱く印象は変わる可能性があります。

元の数字（量）を確認するのが大切だというのは、こういうことなのです。

【コラム】治療の効果の表し方

たとえば「腹筋運動を続けたらウエストサイズが減った」といった、人間に対する何らかの働きかけ（これを医学用語で「介入」といいます）の結果の表し方にはいろいろあります。どのように表すか、架空のランダム化比較試験を使って説明します。なお、人数はすべて架空の数字です。

【腹筋運動のランダム化比較試験】

「腹筋運動には肥満男性をこれ以上太らせない効果があるか？」というフォアグラウンド・クエスチョン（38ページ）を検証するために、ＢＭＩ（体重〈kg〉を身長〈m〉の二乗で割って求める体格指数）が30kg／㎡以上の肥満男性１００人を対象に、ランダム化比較試験を行いました。

１００人をランダムに2群に分け、一方の50人には決まった腹筋運動を毎日続けてもらいました（「腹筋運動群」と名付けます）、もう一方の50人には特に運動せず普段通りに過ごしてもらいました（「普段通り群」と名付けます）。

開始時点の両群間の平均BMIやその他の背景要因はほぼ同じで、3カ月後に差が見られたら、腹筋運動の効果だと考えられます。3カ月後に再び集まってもらってBMIを再度計算し、開始時点よりBMIがかえって増えてしまった人が何人いたかを数えました。

その結果、腹筋運動群では50人中12人で、普段通り群では50人中20人で、BMIの値が開始時点より増えていました（122ページ表）。BMIが増えた人の割合（絶対リスクといいます）は、腹筋運動群では50人中12人、つまり24％です（表）。これを絶対リスク（腹）と呼ぶことにします。同じように、普段通り群では50人中20人、つまり40％です（122ページ表）。こちらは絶対リスク（普）と呼ぶことにします。

●両群間の違いを「差」で表す方法（絶対リスク減少）

絶対リスク（普）から絶対リスク（腹）を引いた差が「絶対リスク減少」です。この試験の場合、40％－24％＝16％ですので、「腹筋運動によって、3カ月後にBMIが増える絶対リスクが16％分少なくなった」と言えます。

「差」であるということを明確にするため、「％分」のことを「％ポイント」と表すこともよくあります。「絶対リスク（腹）は絶対リスク（普）より16％低い」という書き方をすると、絶対リスク（腹）は絶対リスク（普）より16％減、つまり、40％×（1－0・16）＝40％×0・84

＝33・6％であると勘違いされるおそれがあるためです。

●両群間の違いを「比」で表す方法①（相対リスク）

絶対リスク（普）に対する絶対リスク（腹）の割合が「相対リスク」です。この試験の場合、24％÷40％＝0・6＝60％、つまり「腹筋運動によって絶対リスクが60％になった」と言えます。

●両群間の違いを「比」で表す方法②（相対リスク減少）

1（100％）から相対リスクを引いた差が相対リスク減少です。この試験の場合、1－0・6＝0・4＝40％、つまり「腹筋運動によって絶対リスクが40％減った」と言えます。

結果を比で表す方法としては、相対リスクよりも相対リスク減少のほうがよく見かけます。おそらく直感的に違いが分かりやすいからでしょう。

ここまで、両群間の違いを「差」と「比」の2通りで表してきました。さらにもう一つ、別の方法があります。「治療必要数（Number Needed to Treat; NNT）」という指標です。

●両群間の違いを「治療必要数（NNT）」で表す方法

治療必要数とは、「3カ月間の腹筋運動（介入）でBMIが増加する人を1人減らすために、何人が腹筋運動をしなければならないか」を示す数字です。

治療必要数の値は、小さければ小さいほど介入の効果が高く（少人数に腹筋運動をやってもらうだけでBMIが増加する人を1人減らせる）、大きければ大きいほど介入の効果が低い（大勢の人に腹筋運動をやってもらわないとBMIが増加する人を1人減らすことができない）ことを意味します。

介入の効果を直感的に分かりやすく示すことができる便利な指標で、計算方法も簡単です。絶対リスク減少の逆数を取ればよいのです。この試験の場合、1÷0・16＝6・25、つまり、約6人が腹筋運動を3カ月続けたら、BMIが増加する人を1人減らせることになります。

治療必要数と同じ考え方で、薬の副作用や手術に伴う合併症など、介入に伴う害（デメリット）を表す方法として、「害必要数（Number Needed to Harm; NNH）」という指標も使われます。

●両群間の違いを「害必要数（NNH）」で表す方法

　このランダム化比較試験で、腹筋運動をしたために筋肉痛を起こした人が何人かいたとしましょう（122ページ表）。

　筋肉痛を起こす絶対リスクは、腹筋運動群のほうが普段通り群より大きくなります。何しろ、普段通り群は普段通りに過ごしているだけなので、筋肉痛を起こす人はそれほどいません。

　そのため、両群間の違いを表す方法は、「絶対リスク減少」ではなく、「絶対リスク増加」となります。この試験の場合、16％－4％＝12％分（または12％ポイント）です。

　そして、害必要数の計算は、治療必要数と同じで、絶対リスク増加の逆数を取ればよいのです。この試験の場合、1÷（絶対リスク増加）＝1÷0・12＝8・33……、つまり、約8人に腹筋運動をやってもらうと、筋肉痛を起こす人が1人増えてしまうことになります。

BMIが増加したか?

	BMI増加	BMI同じか減少	BMIが増加した人の割合(絶対リスク)
腹筋運動群(n=50)	12	38	12/50=0.24=24%
普段通り群(n=50)	20	30	20/50=0.4=40%

「差」で表す	絶対リスク(普) 40%	−	絶対リスク(腹) 24%	=	絶対リスク減少 16%分
「比」で表す①	絶対リスク(腹) 24%	÷	絶対リスク(普) 40%	=	相対リスク 0.6
「比」で表す②	1	−	相対リスク 0.6	=	相対リスク減少 0.4
「治療必要数」で表す	1	÷	絶対リスク減少 0.16	=	治療必要数 6.25

筋肉痛を起こしたか?

	筋肉痛あり	筋肉痛なし	筋肉痛を起こした人の割合(絶対リスク)
腹筋運動群(n=50)	8	42	8/50=0.16=16%
普段通り群(n=50)	2	48	2/50=0.04=4%

「差」で表す	絶対リスク(腹) 16%	−	絶対リスク(普) 4%	=	絶対リスク増加 12%分
「害必要数」で表す	1	÷	絶対リスク増加 0.12	=	害必要数 8.333333…

hint 12

飲んだ。
治った。
効いた？

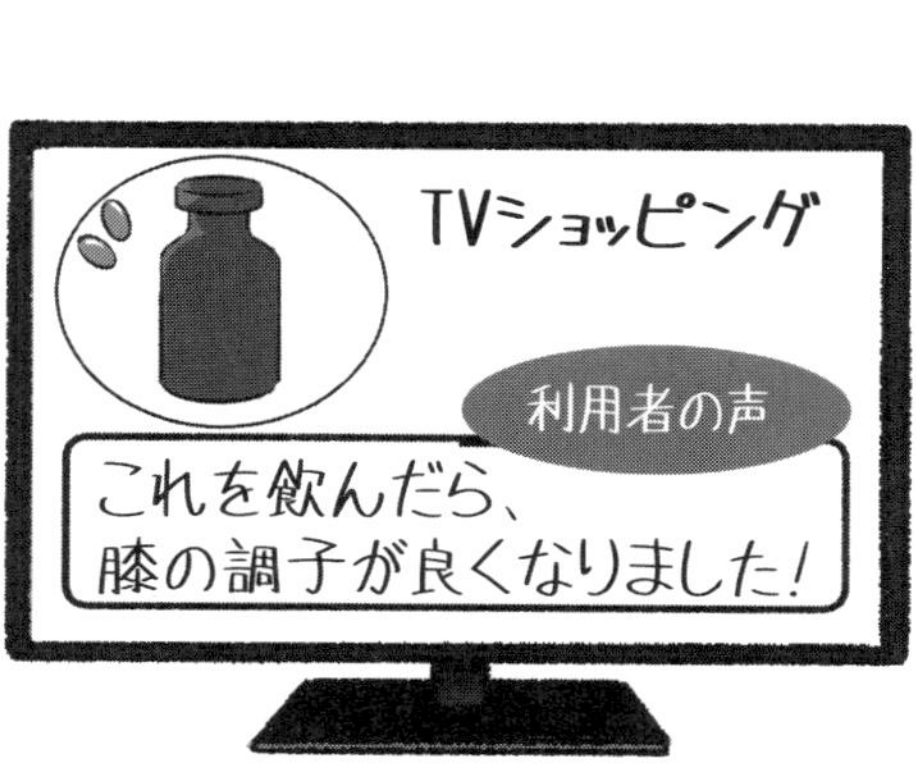

☑「飲んだ、治った、効いた」の「3た療法」はよく使われる

☑「飲んだ」ら「治った」だけでは「効いた」証明にはならない

☑「効いた」は「飲まなかった」との比較でしか分からない

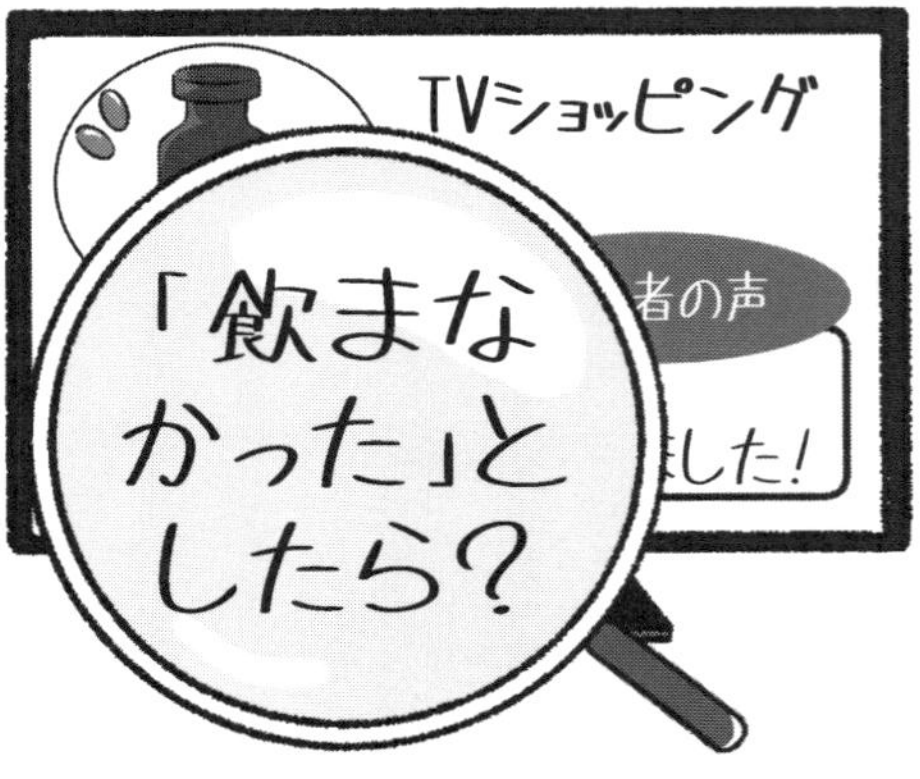
TVショッピング
者の声
「飲まなかった」としたら?

「年末の宝くじが外れたのは買った日に雨が降っていたから」……。私たちはどうやら、身の回りのさまざまな出来事について、なぜそうなったのか、原因を探りたくなる習性があるようです。普通に考えれば宝くじの当落と天気とは関係ありませんが、原因があったから結果が起こったという関係（因果関係といいます）を見つけることで、自分を納得させたい気持ちが働くのでしょう。

しかし、健康や医療に関しては、こうした考え方は要注意です。

頭が痛い人が、ある薬を飲んだ後に、その頭痛が治ったとしましょう。この場合、薬を飲むことと頭痛が治ることの間に因果関係はあるでしょうか。言い換えれば、その薬は頭痛に「効いた」と言えるでしょうか。直感的には、薬を「飲んだ」ら頭痛が「治った」のだから、因果関係あり、つまりその薬が「効いた」と考えてしまいがちです。でもよく考えると、頭痛が治ったのは、薬を飲んだかどうかに関係なく、時間が経って自然によくなったのかもしれないし、音楽を聴いてリラックスしたからかもしれません。さらに、もし薬を飲まなかったとしたら、もっと早く頭痛が治ることだってあるかもしれません。**薬を「飲んだ」ら頭痛が「治った」というだけでは、薬が「効いた」ことの証明にはならないのです。**

■「3た療法」では「効いた」ことの証明にならない

薬（に限らず、治療法や予防法なら何でも）を「飲んだ」ら「治った」、だから「効いた」という論法は、三つの「た」が重なるので「3た療法」と呼ばれています。「3た療法」は、因果関係を探して自分を納得させたいという人間の習性に合っているせいか、日常生活でしょっちゅう出くわします。「健康にいい」と称する商品の広告に「使ってよかった!」という体験談がよく出てくるのも、「3た療法」の応用です。

では、なぜ「3た療法」では「効いた」ことの証明にならないのでしょうか。

頭痛に悩む「私」がたどる道筋には、次の4通りがあります。

●「飲んだら治った」場合

●「飲んだが治らなかった」場合

●「飲まなかったが治った」場合

●「飲まなかったら治らなかった」場合

しかし、私はもう薬を飲んでしまっているので、「飲まなかった」私を経験することができません。言い換えれば「飲まなかったら治らなかった」のか、「飲まなかったが治った」のかは、絶対に知ることができないのです。でも、もし「飲まなかったが治った」としたら、その薬が効いたとは言えませんよね。つまり、薬が効いたことの証明をしようと思ったら、「飲んだ」人の結果と、「飲まなかった」人の結果を比較するしかありません。この比較の方法として最も優れているのが、ランダム化比較試験(87ページ)なのです。

hint 13

「有意差」ってどんな差？

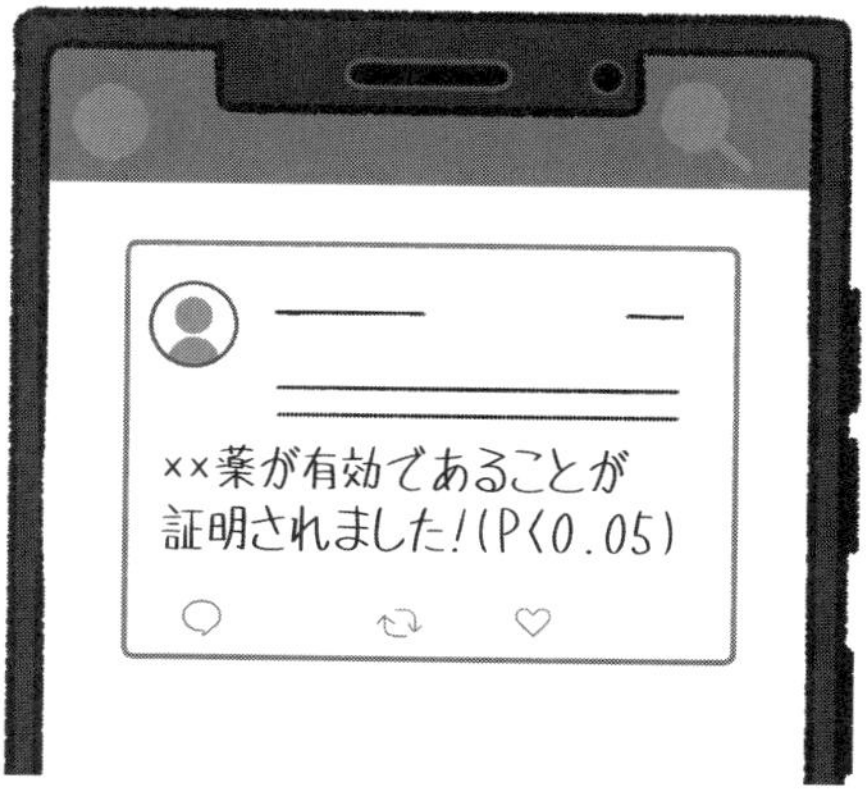

☑ 有意差とは統計学的に意味のある差のこと

☑ 有意水準として「5%」が使われることが多い

☑ 統計学的な有意差が健康にとって重要な差とは限らない

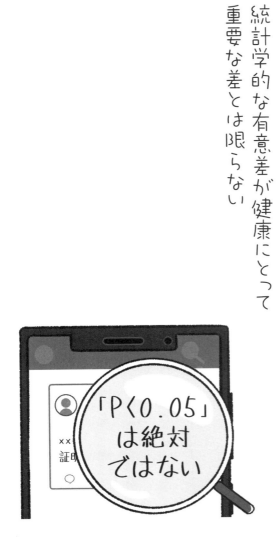

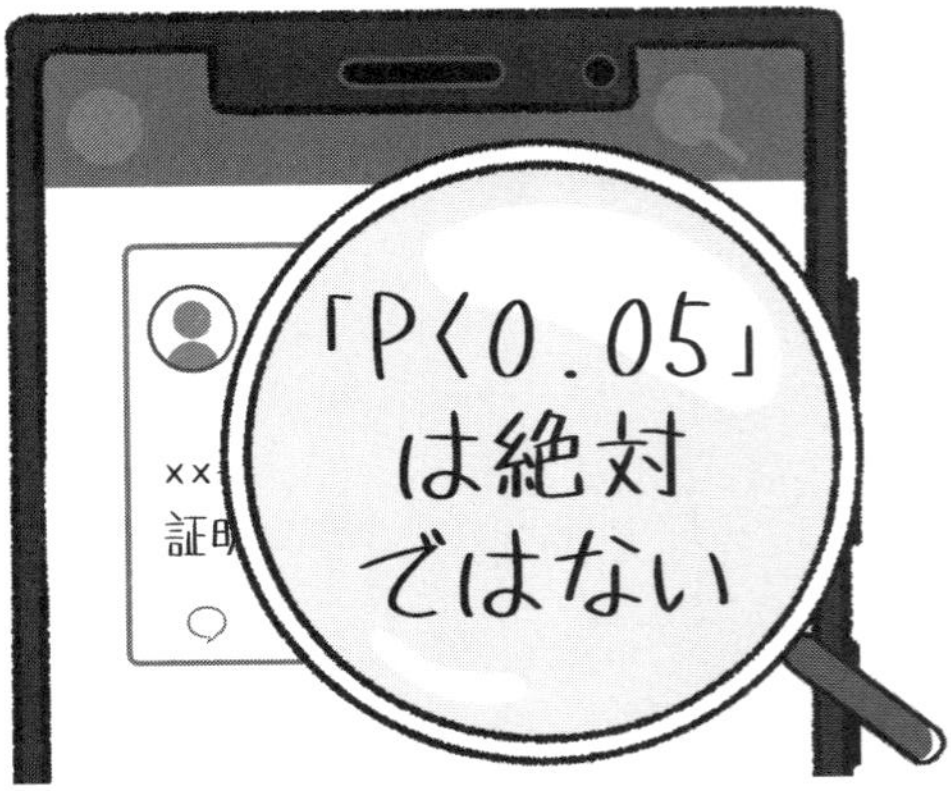

健康や医療に関する情報を読み解くには、違う情報との比較が重要であることを繰り返しお話ししてきましたヒント5。でも、たとえば治療法AとBの効果を比較する場合、両者に「差がある」ことをどうやって判断するのでしょうか。どのくらい違っていれば「差がある」と言えるのでしょうか。

これには、検定という、統計学を使ったちょっと面倒なプロセスが必要です。

まず、「AとBの効果に差がない」という仮説（帰無仮説）を立て、その上で実際のデータから求めた差を眺めます。もし帰無仮説が正しければこんな差が起こるとは考えにくい、言い換えれば、実際に起きた（のと同じか、それより極端な）差が起こる頻度（これをP値といい、ピーチと読みます）がめちゃくちゃ低いのなら、帰無仮説を捨てて、「AとBの効果に差がないとは言えない＝差がある」（対立仮説）を採用するのです。

「めちゃくちゃ低い」と言える水準（有意水準）をどこに置くかについて、決まったルールはありません。ただ、慣例として5％が用いられることが多く、P値が有意水準より低ければ「統計学的に有意」と表します。有意水準が5％の場合、P値が5％未満（P＜0.05）であれば、「AとBの効果には統計学的に有意な差がある」と言えるわけです。

■「P<0.05」だけで結論づけるのは誤り

「統計学的に有意な差（あるいは単に有意差）」や「P＜0.05」という表現は、健康や医療に関する情報にしょっちゅう出てきますが、昔から誤解・誤用が少なくありません。

これを憂慮した米国統計学会は２０１６年に、Ｐ値に関する声明[18]を発表しました（日本語訳は日本計量生物学会のウェブサイトに掲載されています[19)20)]。原則の一つとして「科学的な結論や、ビジネス、政策における決定は、Ｐ値がある値を超えたかどうかにのみ基づくべきではない」と、はっきり書かれています。

しかし、今でもなお、Ｐ値が５％未満なら「有効」、５％以上なら「無効」と、Ｐ値だけで単純に白黒をつけてしまうことがなくなっていません。

さらに言えば、治療法の効果などに関する根拠（エビデンス）（75ページ）を作る側の研究者も、統計学的に有意な結果のほうが注目されやすく学術論文として発表されやすいという理由から、Ｐ値が５％未満となるようにデータや解析方法を操作して〝いいとこ取り〟をする（これを「Ｐ値ハッキング」と呼びます）誘惑が働きます。研究費の獲得や昇進などの面で、学術論文を発表し続けることが求められる研究者は、統計学的に有意な結果を得たいという気持ちが強くなるからです[21]。

「P<0.05」は皆がひれ伏す黄門様の印籠ではありません。 統計学的に有意な差が、健康や医療にとって本当に重要な差であるとは限りません。

hint 14

メリットもあればデメリットもある

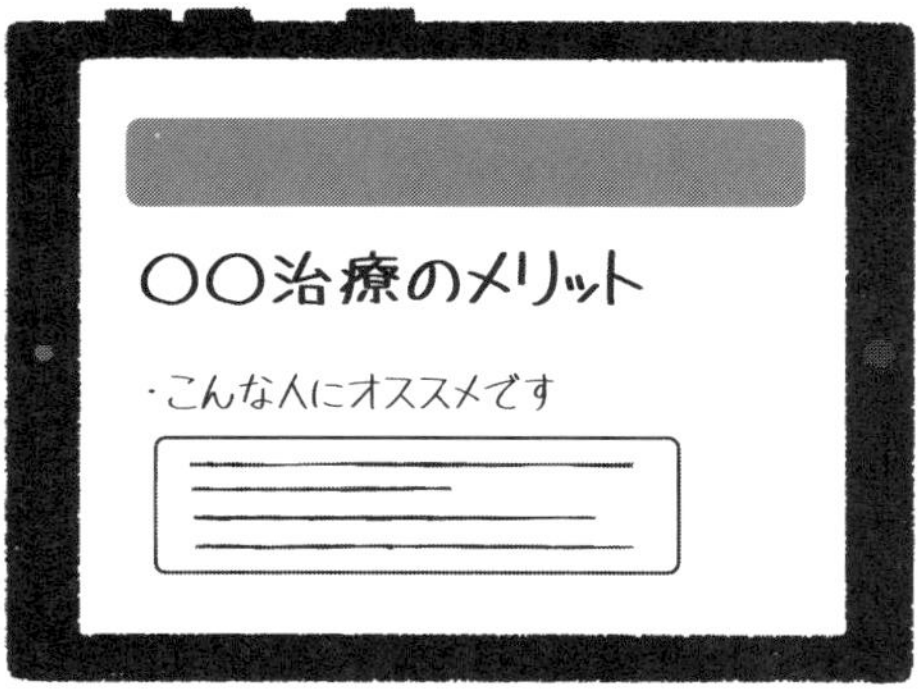

〇〇治療のメリット
・こんな人にオススメです

☑ 治療法にはメリット(益)とデメリット(害)の両方がある

☑ メリット(益)とデメリット(害)の両面から比較する

☑ メリット(益)だけを強調する情報には要注意

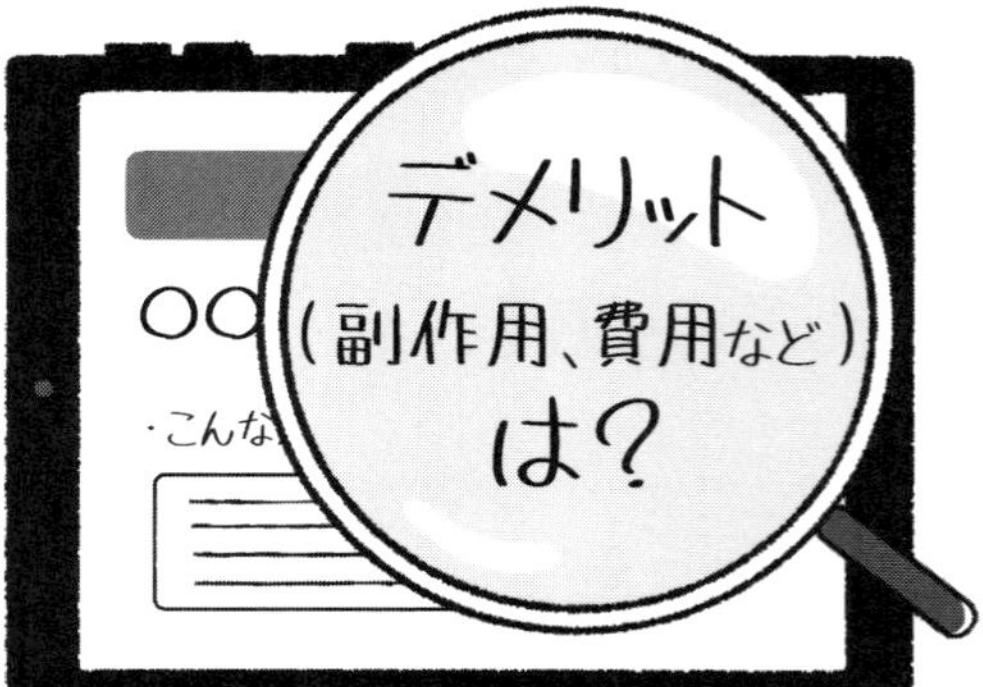

2通りの選択肢を統計学的に比べること ヒント13 についてお話ししましたが、比較について、もう少し具体的に考えていきましょう。

がんを患っている人が、主治医から「薬（抗がん剤）」と「手術」の2通りの治療法があると説明されたとしましょう。どちらにするかを考える際、まずは、がんが再発せずに長生きできそうなのはどちらの治療法か、といった、治療によるメリット（益）を比較するはずです。

でも、比較するのはメリット（益）だけではありません。デメリット（害）もあることが予想されるからです。

「薬」であれば吐き気や脱毛などの副作用が起こるかもしれません。「手術」であれば出血や傷口からの感染などが起きるかもしれません。これらは治療に伴う「害」です。

がんに限らず病気の治療では、「益」は絶対に得られ（100%）、かつ「害」はまったくない（0%）、といった都合のよいことは残念ながら考えにくく、多かれ少なかれ「益」もあれば「害」もあるというほうが多いのです。

「益」がより多いほうを選びたくなるのはある意味当然ですが、**「益」だけではなく「害」にも目を向けて、両面から比較することを心がけたいです。**

逆に言えば、「益」だけを強調して「害」にはまったく触れていないような情報には要注意です。

■メリットとデメリットを比較しやすくする方法

診療ガイドライン ヒント6 の定義[22]には「益と害のバランスを勘案して」という表現が、ちゃんと入っています。「益」のためには多少の「害」は受け入れるという選択もあれば、たとえ「益」があっても「害」は避けたいという選択もあるでしょう。どちらにしても、なるべく具体的、客観的に比較するためには、「益」と「害」がそれぞれどのくらい起こるのかについて、具体的な数字が必要になってきます ヒント8 。

でも実は、数字を手に入れるのはそれほど簡単ではありません。たとえば患者向けの薬の情報源 ヒント7 である一般用医薬品の添付文書や医療用医薬品の「くすりのしおり」には、どんな副作用があるかは書かれていても、それがどのくらいの頻度で起きるかという具体的な数字までは書かれていません。

米国のスティーヴン・ウォロシン医師らの研究グループは、薬の「益」と「害」の両方に関する情報を数字入りでまとめた一覧表（ドラッグ・ファクト・ボックス）を作りました[23]。そして実際に、薬の広告にドラッグ・ファクト・ボックスを入れる場合と、従来通りの場合（ものすごく細かい文字で薬の情報が詰め込まれている）とを比較するランダム化比較試験を行ったところ、ドラッグ・ファクト・ボックスを入れることによって消費者が薬の「益」と「害」をより正しく理解できたのです[24]。

【コラム】この薬、飲んだほうがいい？　飲まなくてもいい？

前ページで紹介した「ドラッグ・ファクト・ボックス」は、ウォロシン医師らの著書[25)][26)]に紹介されています。その中から、ホルモン薬の一種であるタモキシフェン（商品名ノルバデックス）の「ドラッグ・ファクト・ボックス」を挙げます（次ページ表）。

これは、今まで乳がんにかかったことはないけれど、かかる可能性が高いと想定される女性を対象に、タモキシフェンの乳がん予防効果を調べたランダム化比較試験[27)]の結果を基に、5年間に起こる可能性を割合（パーセント）で示したものです。タモキシフェンの「益」（乳がんにかからずに済むこと）と「害」（副作用を経験すること）が数字で示されています。

もしあなたが乳がんにかかる可能性が高い女性だとしたら、「ドラッグ・ファクト・ボックス」の情報を知った上で、タモキシフェンを飲むことを選ぶでしょうか、それとも飲まないことを選ぶでしょうか。

この問いに唯一の〝正解〟があるわけではありません。

でも、「ドラッグ・ファクト・ボックス」のような情報がなければ、「益」と「害」を比較して考えること自体がかなり難しいことに気づくはずです。

ドラッグ・ファクト・ボックス

<table>
<tr><th colspan="2"></th><th>ノルバデックスによる変化</th><th>プラセボ群</th><th>ノルバデックス群</th><th></th></tr>
<tr><td colspan="2" rowspan="2">薬は役に立ちましたか</td><td>ノルバデックス群で浸潤性の乳がんが少なかった（薬で1.6%ポイント減少）</td><td>3.3%</td><td>1.7%</td><td rowspan="2">益</td></tr>
<tr><td>乳がんによる死亡には差なし</td><td colspan="2">両群共に約0.09%</td></tr>
<tr><td rowspan="6">薬に副作用はありましたか</td><td rowspan="2">命にかかわる副作用</td><td>血栓（脚または肺）（薬で0.5%ポイント増加）</td><td>0.5%</td><td>1.0%</td><td rowspan="6">害</td></tr>
<tr><td>浸潤性の子宮がん（薬で0.6%ポイント増加）</td><td>0.5%</td><td>1.1%</td></tr>
<tr><td rowspan="3">副作用</td><td>ホットフラッシュ（薬で12%ポイント増加）</td><td>69%</td><td>81%</td></tr>
<tr><td>膣分泌物（薬で20%ポイント増加）</td><td>35%</td><td>55%</td></tr>
<tr><td>手術が必要な白内障（薬で0.8%ポイント増加）</td><td>1.5%</td><td>2.3%</td></tr>
<tr><td colspan="2">死亡（すべての死因による）</td><td colspan="2">両群共に約1.2%</td></tr>
</table>

出典：スティーブン・ウォロシン、リサ・M・シュワルツ、H・ギルバート・ウェルチ（著）、北澤京子（訳）. 病気の「数字」のウソを見抜く：医者に効くべき10の質問. 日経BP社. 2011年.（一部改変）

「ドラッグ・ファクト・ボックス」を発展させる形で、ドイツのゲルト・ギーゲレンツァー博士らの研究グループは、薬に限らずさまざまな医療行為に関する「ファクト・ボックス」を作成[28]し、ウェブサイト[29]で公表しています。

「ファクト・ボックス」では、数字の読解力（ニュメラシー、97ページ）が低い人でも理解しやすいように図で示す方法も提案しています。数字を図で示すと、大きいか小さいかがパッと見て分かりやすくなります。英国版の診療ガイドラインであるＮＩＣＥ（ナイスと読む、英国国立医療技術評価機構の頭文字を取ったもの）ガイドラインでは、患者向けの説明書にこの方法を取り入れています。

■数字を図にするとパッと見ただけで分かりやすい

たとえば、将来心臓病や脳卒中になるのを防ぐために、コレステロールを下げる薬（スタチン）を飲むべきかを考えている人向けの説明書[30]では、スタチンの「益」と「害」の両方を図で示しています。その一部を抜粋して紹介します。

スタチンに期待される「益」は、スタチンを飲むことによって心臓病や脳卒中にならずに済むことです。

次ページの図は、今後10年間に心臓病や脳卒中になる可能性が20％ある人が、スタチンを飲んだ場合にどうなるかを示しています。一つの円は１人を表すと考えてください。全部で１０

0個（10×10）ありますので１００人です。

白は全部で80個、つまり１００人中80人（80％）は「スタチンを飲んでも飲まなくても今後10年間に心臓病や脳卒中にかからない」ことを示します。

黒（13個、13％）は「スタチンを飲んでも飲まなくても今後10年間に心臓病や脳卒中にかかる」、グレー（7個、７％）は「スタチンを飲んだために今後10年間に心臓病や脳卒中にかからずに済む」です。

結局、白や黒はスタチンを飲んでも飲まなくても結果（心臓病や脳卒中にかかる／かからない）は変わらず、スタチンを飲んだからこその「益」が得られるのはグレーの７％（だけ）なのですが、１００人のうち誰がグレーになるかは分かりません。

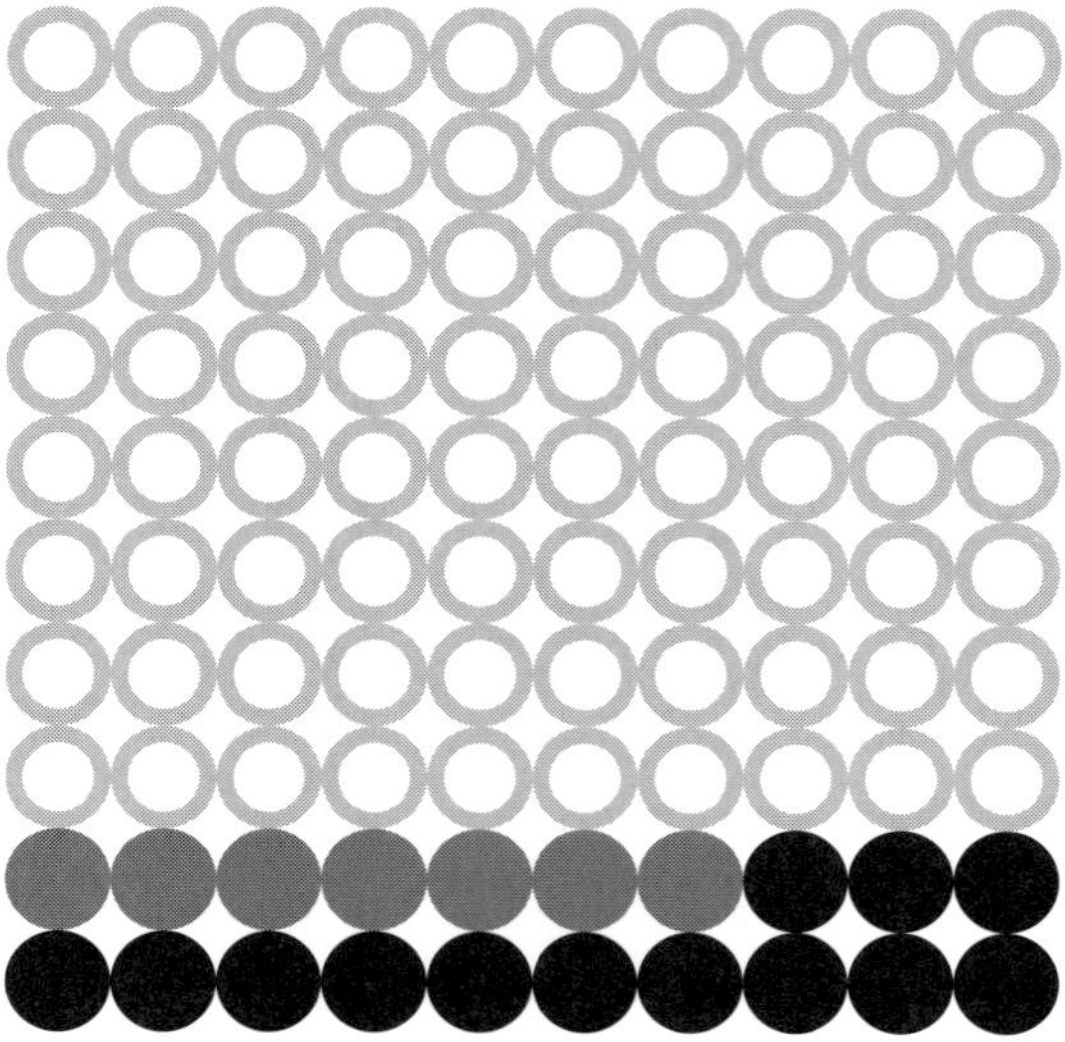

出典：NICE. Should I take a statin?.2023.

さて、「益」の大きさは元の数字によって異なります ヒント11 。

下の図は、今後10年間に心臓病や脳卒中になる可能性が40％もある人がスタチンを服用した場合です。前ページの図とは色の分布が違うことが一目で分かります。

「スタチンを飲んだために今後10年間に心臓病や脳卒中にかからずに済む」ことを示すグレーは15個、つまり15％となり、先ほどの7％より多いことが読み取れます。

元の数字（今後10年間に心臓病や脳卒中にかかる可能性）が大きい、言い換えれば、心臓病や脳卒中にかかりやすい人ほど、スタチンを服用することによって得られる「益」も大きいことが分かります（逆に言えば、そもそも心臓病や脳卒中にかかりにく

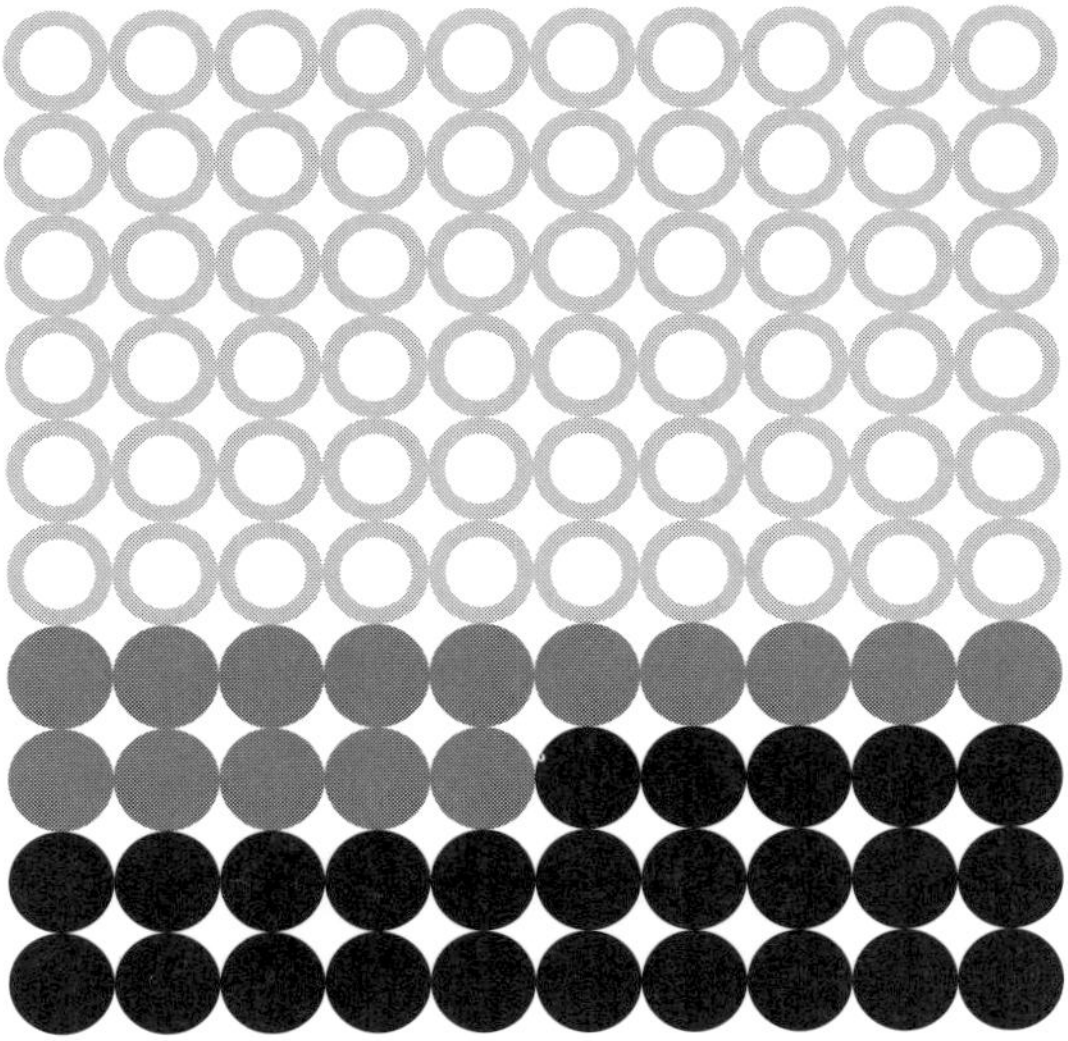

出典：NICE. Should I take a statin?.2023.

い人は、スタチンによって得られる「益」もその分小さくなります）。

「益」の後は「害」についても見ていきましょう。下の図は、スタチンを飲んだ場合に想定される「害」の一つである筋肉痛について示しています。円の数は「益」と同じ100個です。

白（72個、72％）は「筋肉痛を起こさない」、黒い円（26個、26％）は「スタチンを飲んでも飲まなくても筋肉痛を起こす」、そしてグレー（2個、2％）は「スタチンを飲んだために筋肉痛を起こす」と推定されます。

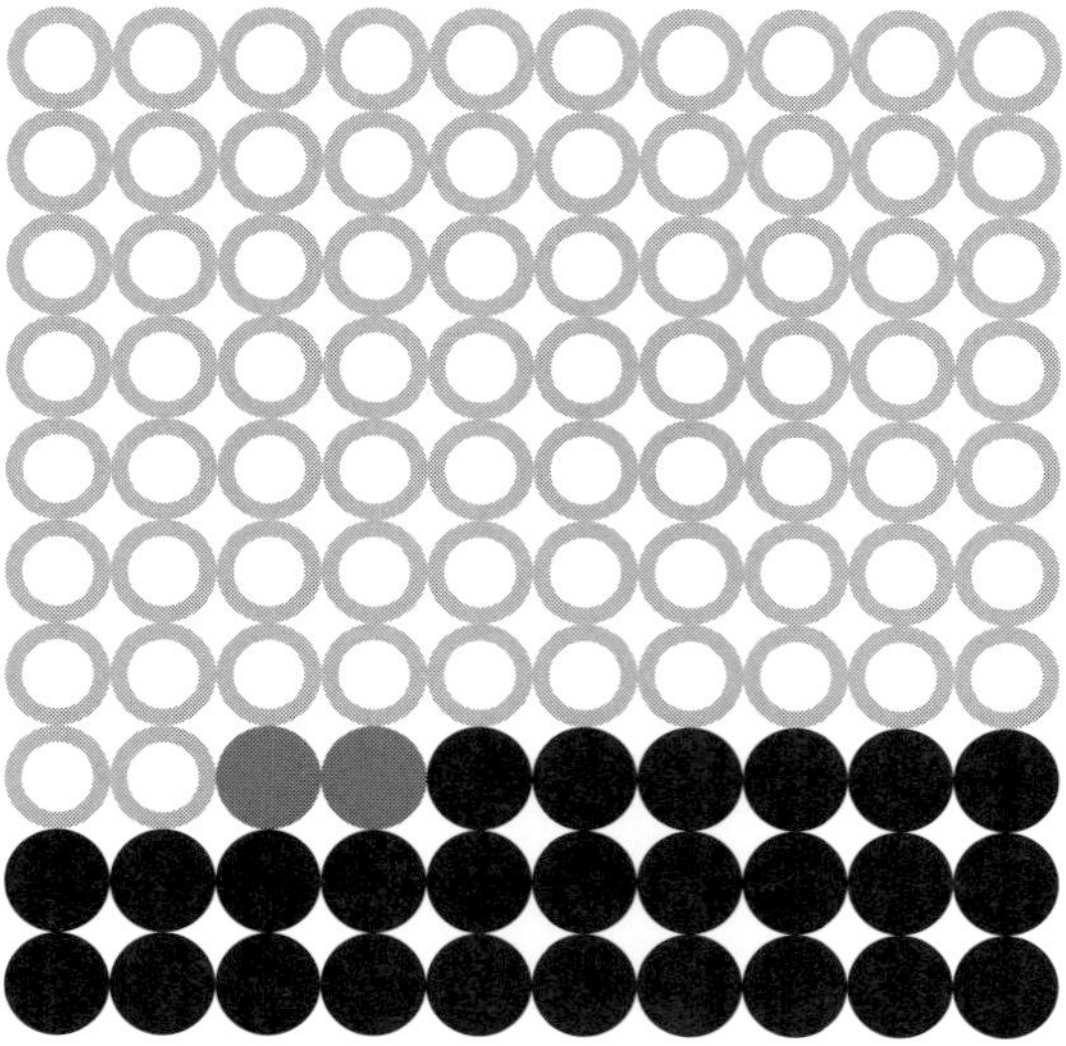

出典：NICE. Should I take a statin?.2023.

hint15

数値目標の落とし穴

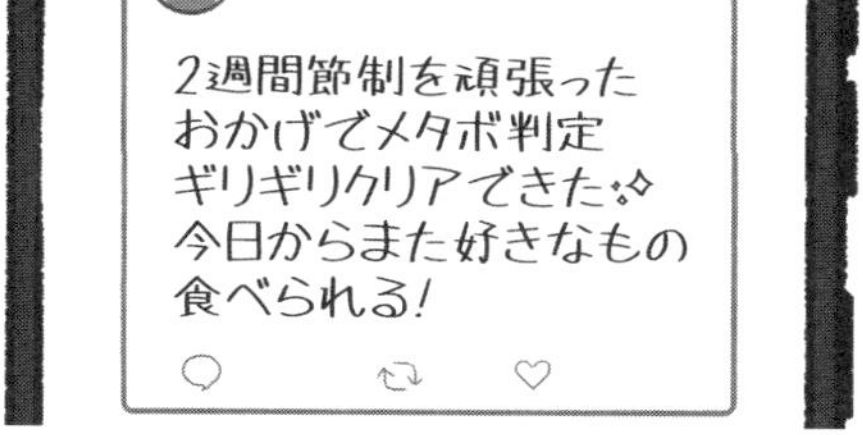

☑ 目標を数字にすると分かりやすいが欠点もある

☑ 数字にこだわるあまり無理をしてしまいがち

☑ 数字の先にある本当の目的を忘れずに

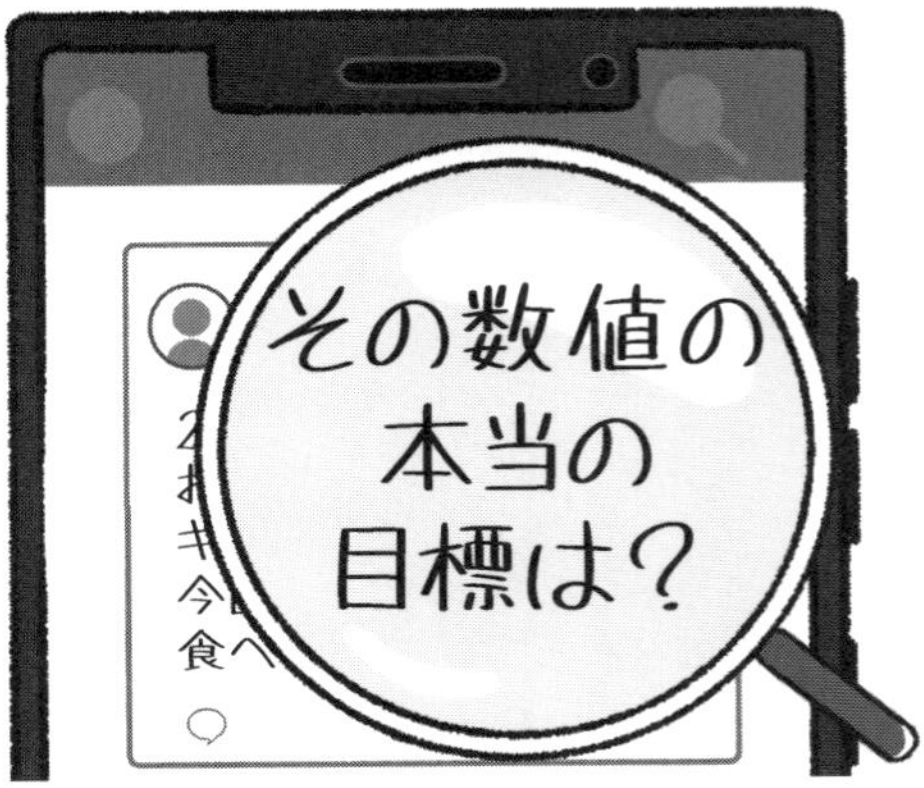

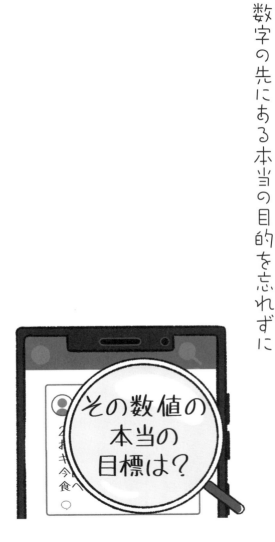

数字は、具体的で分かりやすく、かつ便利です**ヒント8**。健康や医療に関する情報に出てくる各種の数字も、もちろん例外ではありません。

しかし、いったん数字が〝目的〟になると、おかしなことが起こりかねません。

例を挙げましょう。40歳から74歳までの人が受ける特定健康診査（特定健診、メタボ健診ともいう）でのウエスト周囲径（腹囲）の基準値は、男性85㎝、女性90㎝です。腹囲が85㎝を少し超えている男性がいたとします。その男性は、あわてて腹筋運動をして、健診当日、何とか85㎝を超えずに済みました。目標達成、と安心した男性は、その日の夕食は焼肉をたらふく食べて、翌日に自宅で腹囲を測ると85㎝を軽く超えていました……。

特定健診は、将来心臓病や脳卒中などにかかりやすくなると考えられるメタボリックシンドローム（内臓脂肪症候群）に着目した健診です。予防したいのは、将来心臓病や脳卒中などにかかることであって、腹囲が85㎝を超えることではありません。数字だけにこだわると、かえって本来の目的を見失ってしまいます。

■数値目標にこだわると失敗する……「グッドハートの法則」

「ある測定値が目標になってしまうと、それはもうよい測定値ではなくなる」[31)]という格言があります。英国の経済学者で、イングランド銀行のチーフアドバイザーも務めたチャールズ・グッドハート博士の言葉で、名前にちなんで「グッドハートの法則」と呼ばれています。もともとは通貨政策に関する発言ですが、何かを評価するための目標や基準を数字で示しているなら、どのような分野でも「グッドハートの法則」があてはまるようです。

いったん目標や基準を数字で示してしまうと、その数字を達成しようとするあまり、誰かが何かを操作する、少なくともそうしたい誘惑が生じます。特定健診の前にあわてて腹筋運動をすることも、腹囲を小さく見せる操作といえます。でもそうすることにより、85㎝という基準で腹囲を測定する意味は薄れてしまいます。85㎝を下回ったのは健診当日だけだったのですから！

新型コロナウイルス感染症（COVID－19）が流行し、全国の自治体で本格的なワクチン接種が始まろうとしていた2021年5月7日、菅義偉首相（当時）は記者会見で、「1日100万回を目標とする」と発言しました[32]。

「1日100万回」はメディアでもたびたび取り上げられ[33]、国は連日、接種回数を公表し続けました。過去にない大規模なワクチン接種を短期間に行うため、政府や地方自治体、それに実際に接種を行う医療者の努力は大変なものだったに違いありません。けれど、達成したいのは、「ワクチンを1日100万回接種」ではなく、COVID－19にかかる人を減らして流行に歯止めをかけることだったはずです。数値目標にこだわって、本当の目的を見失うことのないよう気を付けたいものです。

第4章

グラフにも読み方がある

Tips to avoid being misled by
health and medical information

数字を含む情報（information）を、イラストや図といったグラフィック（graphic）を用いて分かりやすく伝えること、またはその目的で作成されたイラストや図のことを、インフォグラフィック（infographic）と呼びます。身近な円グラフや棒グラフも、インフォグラフィックの一種です。

インフォグラフィックの一番のメリットは、伝えたい情報を、見る人に直感的に理解してもらいやすいことです。オリンピックで競技の種類を示すピクトグラムは、その好例と言えるでしょう。

ニュースをもっぱら文字で伝えてきた新聞も、最近はオンライン版も含めてインフォグラフィックを積極的に用いるようになってきました。137ページで紹介したスタチンの説明書のように、健康や医療に関する情報にもインフォグラフィックがたくさん使われています。

試しに「令和6年版厚生労働白書」の「第1章 こころの健康を取り巻く環境とその現状」の本文、全87ページ分に図や表が何回出てくるかを数えてみたところ、図は72回、それに対して表は12回でした。

数字がずらっと並んだ表に比べると図の数が断然多く、その種類も、円グラフ、棒グラフ、折れ線グラフ、さらにそれらの組み合わせなど、伝えたい情報に応じてさまざまなグラフが使われています。

ただし、インフォグラフィックであればどんなものであっても「分かりやすい」かというと、そうとばかりは言えません。直感的に理解しやすいからこそ、うっかり誤解してしまうこともあります。

さらに、読み手が誤解しそうなデザインがわざと使われていることもあります。実際よりも大きく見せたいときにはどうするか、逆に、小さく見せたいときにはどうするか、インフォグラフィックのデザイナーたちは日々知恵を絞っているのです。

米国マイアミ大学でビジュアル・ジャーナリズムを教えているアルベルト・カイロ教授は

「グラフを単に見るのではなく、読み、正しく解釈する方法を学ばなければならない」

と強調しています[1]。

健康や医療に関するインフォグラフィックを目にしたとき、私たちはどんな点に注意すればよいのか、具体的に見ていきましょう。

hint 16

カッコいいグラフは分かりにくい

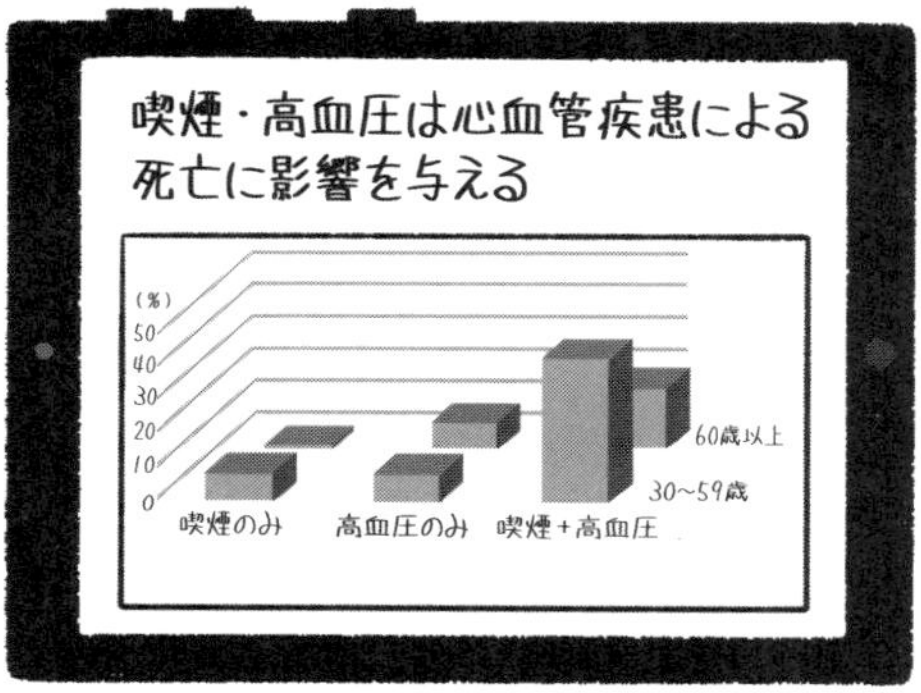

☑ 立体的に書かれたグラフに要注意

☑ 3次元にするとかえって読み取りにくい

☑ グラフが示している数字を確認する

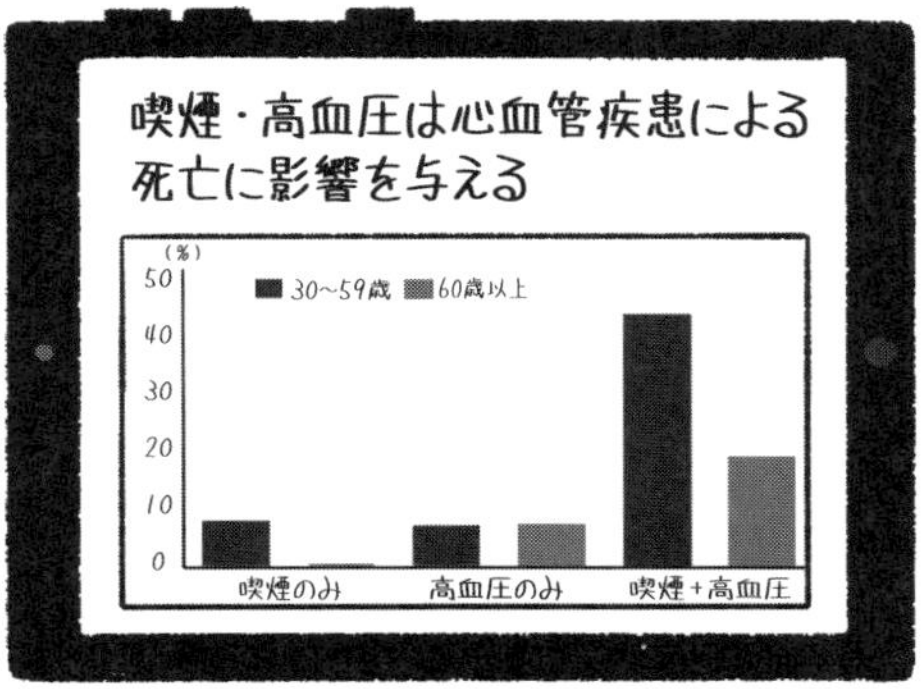

よく使われるグラフの一つに棒グラフがあります。しかし、**立体的に書かれた棒グラフには注意が必要です。**

１４９ページのグラフは、ニッポンデータ（ＮＩＰＰＯＮ ＤＡＴＡ）研究の結果の一部を筆者が棒グラフに加工したものです。ニッポンデータは、国が実施した循環器疾患基礎調査や国民健康・栄養調査に参加した人々を長期間にわたって追跡するという大規模な疫学研究です。

この研究では、ある集団の中で、喫煙と高血圧が、心筋梗塞などの心血管疾患による死亡にどのくらい影響を与えたか（集団寄与危険割合、ＰＡＦと略します）を調べました[2)]。

男性のＰＡＦは、60歳未満では、「喫煙で正常血圧」７・８％、「非喫煙で高血圧」７・１％、「喫煙で高血圧」42・４％、60歳以上では、「喫煙で正常血圧」０・３％、「非喫煙で高血圧」７・３％、「喫煙で高血圧」18・６％でした。ＰＡＦの数字が大きいほど、心血管疾患による死亡に与える影響が大きいことを示します。

■3次元のグラフは奥行に惑わされて比較しにくい

１４９ページのグラフは、横軸が左から順に「喫煙で正常血圧」「非喫煙で高血圧」「喫煙で高血圧」、年齢は手前から順に「60歳未満」、奥が「60歳以上」となっており、ＰＡＦの値が立体的（３次元）な柱の形で描かれています。一見、カッコよく見えるのですが、どちらがどのくらい大きいのか、パッと見て比較がしにくいですし、ＰＡＦの具体的な値も読み取りにくいです。

これを150ページのグラフのように平面（2次元）で描くと、シンプルで年齢による違いを比較しやすく、PAFの値も一目瞭然です。

喫煙だけの人、あるいは高血圧だけの人ではPAFはそこまで高くないのですが、喫煙と高血圧を両方持つ人では、喫煙と高血圧の合計以上にPAFの値が高くなることが見て取れます。禁煙と高血圧の予防により、心血管疾患による死亡を大きく減らすことができそうだということが分かります。

インフォグラフィックは、カッコいいかどうかより、その内容が正しく読み手に伝わるかが肝心です。

読む側も、見栄え重視のカッコいいグラフに惑わされないよう、グラフの元となる具体的な値をチェックすることを心がけましょう。

hint17

グラフはまず縦軸を見よ

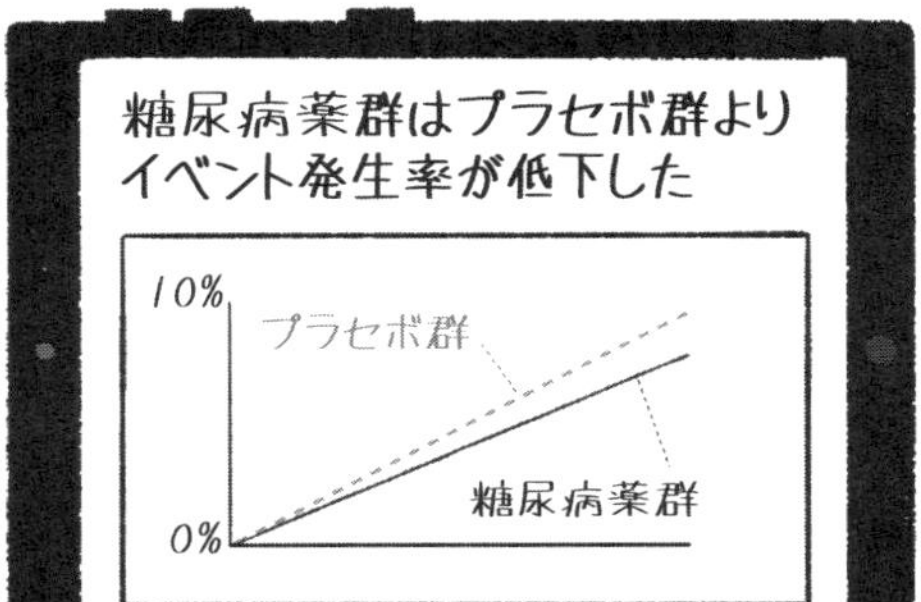

☑ 折れ線グラフや棒グラフを見たらまず縦軸をチェック

☑ 目盛を引き延ばすと違いがより大きく見える

☑ 一番上の数字や単位を確認する

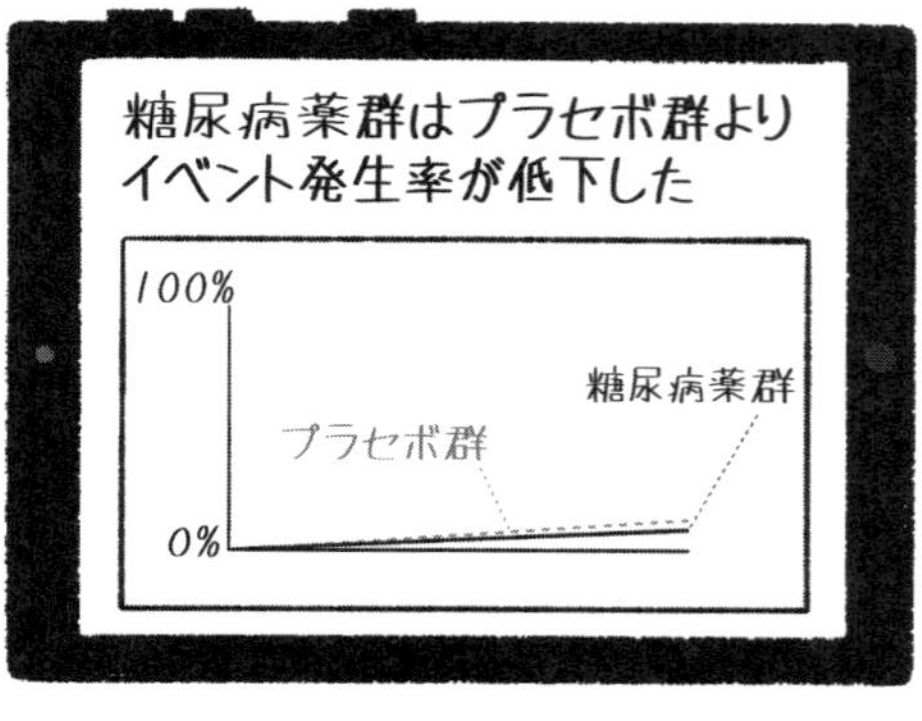

棒グラフ ヒント16 の次は、折れ線グラフによく見られるカラクリです（もちろん棒グラフであります）。

世界的に有名な臨床医学の学術誌に、ある糖尿病治療薬に関する臨床研究の結果が発表されました3)。この薬は、食欲を抑制する作用があることから、肥満症の治療薬としても使われています。そこで、あえて糖尿病ではない肥満の人を対象に、この薬を投与する群（糖尿病薬群）と、プラセボ（偽薬）を投与する群（プラセボ群）とを比較するランダム化比較試験（87ページ）を行いました。この研究で最も調べたいフォアグラウンド・クエスチョン（36ページ）は、「糖尿病ではない肥満の人でも、この糖尿病薬の投与により、死亡（心血管系の原因によるもの）、心筋梗塞、脳卒中を合わせたイベントの発生が減るのか?」というものでした。

イベントは最終的に、糖尿病薬群８８０３人中５６９人（約６・５％）、プラセボ群８８０１人中７０１人（約８・０％）で起こり、薬を投与した群で少なかったことが分かりました。両群間の違いは統計学的に有意 ヒント13 でした。

■違いを目立たせるテクニック――縦軸の目盛を引き延ばす

論文には１５３ページのような折れ線グラフが掲載されました。

この折れ線グラフは、糖尿病薬群とプラセボ群でイベントが起こった人の割合を、時間の経過（横軸、単位は月）に沿って示したものです。一番右端が最終結果で、糖尿病薬群の６・５％、プラセボ群の8・0％でイベントが起こりました。糖尿病薬群の折れ線のほうがプラセボ群より下（低い値）になっており、イベント発生が少なかったことが分かります。

ここでよく見てほしいのがグラフの縦軸です。

縦軸はイベントが起こった人の割合で、単位はパーセントです。最初のグラフでは、縦軸の一番上は10％です。両群ともに、イベントが起こった割合は10％未満だったのですから、縦軸の上限が10％でも収まります。しかし、上限を10％にすることにより、両群間の違いが大きく見えます。一般に、**違いをより目立たせたい場合に、このグラフのように目盛を引き延ばすテクニックが使われます。**

実は、この論文では、154ページのグラフのように縦軸の上限が100％のグラフも重ねて示していました。こちらのグラフで見ると、両群間の違いはかなり目立たなくなります。

イベントを起こす割合は、0％から100％まであり得る（仮に全員がイベントを起こさなければ0％、逆に全員が起こしたら100％）のですから、グラフの縦軸の上限が100％のグラフを併せて載せることで、この薬がイベントの発生を減らす効果の大きさをより客観的に理解することができます。研究結果の示し方としてより誠実な方法と言えるでしょう。

hint 18

割合が小さければ少数派？

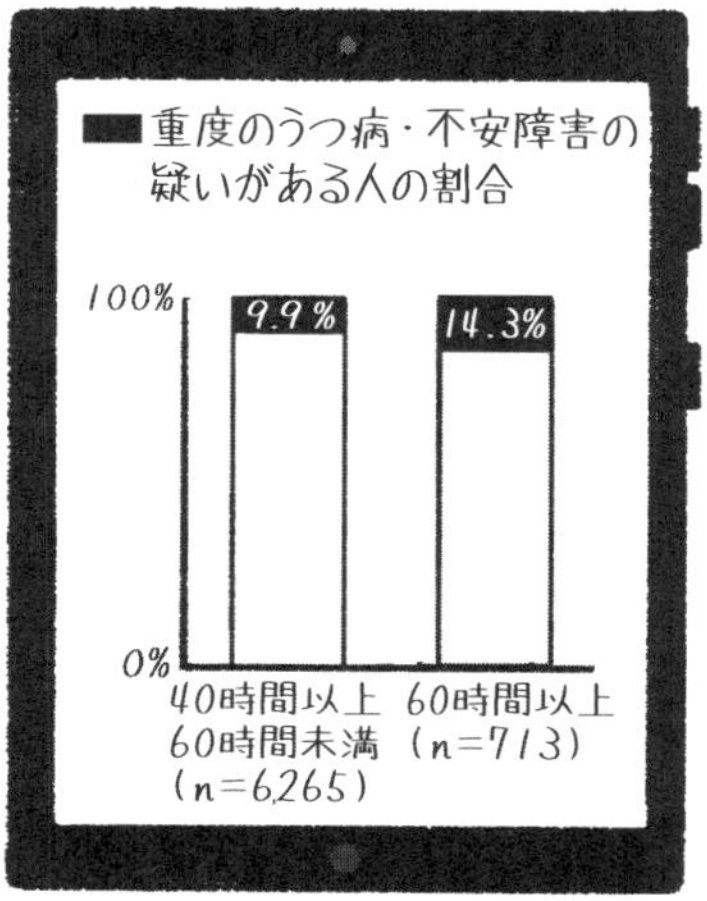

☑ 割合しか分からないグラフもある

☑ 総数が分かれば「総数×割合」で実数を計算できる

☑ 割合が小さくても、総数が多ければ実数も多い

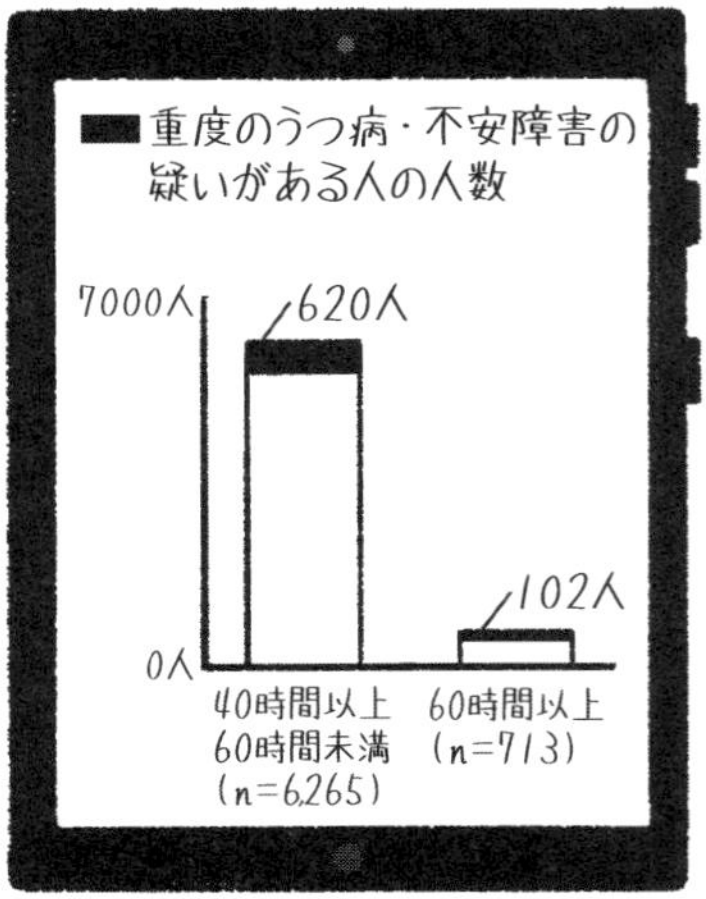

グラフを見るときは、縦軸の単位が「数字（実数）」なのか「割合（％）」なのかという点も確認することが大切です。

棒グラフや折れ線グラフの縦軸は、「数字（実数）」のことも「割合」のこともあります。たとえば、20ページの人口ピラミッドの横軸は、それぞれの年齢の人が何人いるか、ということを示しているので「数字（実数）」です。24ページの棒グラフの縦軸は、どのくらいの人がインターネットを使っているかを年代別に示しているので「割合」です。

一方、14ページのような円グラフには縦軸はありません。円グラフは、全体（360度）を100％として、それぞれの「割合」を角度（50％なら180度、20％なら72度）で表すのが一般的です。全体に占める割合（シェア）を表す場合によく使われます。

気を付けたいのは、縦軸が「割合」の棒グラフや円グラフの場合は、「割合」は分かってもその「数字（実数）」が分からないため、大きさを誤解するおそれがあるという点です。「割合＝分子／分母」ですので、グラフの中に分母（総数）が書かれていれば、分子（実数）を計算することができます（分母×割合）。

■割合だけでは実数は分からない

157ページのグラフは、令和6年版厚生労働白書に載っていた1週間当たりの実労働時間別のうつ傾向・不安の有無に関する調査の結果[4]から一部を抜粋したものです。縦軸は「割合」

です。「重度のうつ病・不安障害の疑い」の割合は、労働時間が長くなるほど高くなり、40時間以上60時間未満の人では9・9%、60時間以上の人では14・3%でした。このグラフからは、まずは労働時間が最も長い60時間以上の人への対策が求められるように見えます。

しかし、各年代の総数と割合から「重度のうつ病・不安障害の疑い」と判定された人数を計算すると、60時間以上では102人、それに対して40時間以上60時間未満では620人とずっと多いことが分かります。60時間以上の総数（713人）より、40時間以上60時間未満の総数（6265人）の方がずっと多いため、割合は少なくても実数（分母×割合）は多いのです。

60時間以上の人への対策はもちろん必要ですが、縦軸の単位を人数にした158ページのグラフを見れば、40時間以上60時間未満の人への対策も、同じかそれ以上に必要であることが分かります。

このように、縦軸が割合になっている棒グラフや円グラフを見かけたら、まず元の数字（総数）を確認する必要があること ヒント11 を思い出してください。

【コラム】薬の発売後に副作用が判明するわけ

新薬開発の最終段階では、人間を対象に臨床試験（ランダム化比較試験のことが多いです）を行って、有効性（効果）と安全性（副作用）を検証することになっています。しかし、特に副作用に関しては、起こり得るものすべてを臨床試験の段階で明らかにするのは限界があります。

たとえば、開発中の薬で100人に1人の頻度でAという副作用が生じるとしましょう。この臨床試験に100人が参加していれば、計算上は、副作用Aが生じる人が1人見つかります。しかし、別の副作用Bが1万人に1人の頻度で生じるとしたら、臨床試験に参加した100人の中で副作用Bが生じる人は（いるかもしれませんが）いないかもしれません。もし100人のうち誰にも生じなければ、臨床試験の段階では、副作用Bがあることは分かりません。

副作用が起きる頻度は事前に分かっているわけではないので、副作用が生じるとしてもその頻度が低ければ、臨床試験の段階では分からないのです。これが「すべての副作用を明らかにするのは限界がある」ということの意味です。

さて、こうして開発された新薬が晴れて承認、発売されたら、臨床試験よりはるかに多くの人に、その薬が使われることになります。計算上は、1万人が使えば副作用Bが生じる人が1人出てくるでしょう。別の副作用Cを起こす頻度がさらにまれ（たとえば10万人に1人）だとしたら、計算上は、1万人に使ったくらいでは見つからず、10万人がその薬を使わなければ見つかりません。とはいえ、たとえ頻度が非常にまれであったとしても、その副作用が命にかかわりかねない重い副作用であれば、当然ながら無視するわけにはいきません。

新型コロナウイルス感染症（COVID-19）のワクチンが実用化されて間もない2021年4月、あるワクチンの接種後に、血小板減少症を伴う血栓症を起こしたという報告が、ドイツ[5]、ノルウェー[6]、さらに英国[7]から相次いで寄せられました。この血栓症の頻度は10万人に1人程度と非常にまれであると推定されました[8]。臨床試験[9]の段階ではこのような血栓症は見つかっていませんでした。

このワクチンは日本では2021年5月に特例承認されました[10]が、海外でのこうした報告を受けて、ワクチン接種の際の説明書には「ごくまれに血小板減少症を伴う血栓症が起こることがあります」という注意書きが添えられました[11]。

その後、日本でも2021年10月に、約4万回接種したうちの1人で血小板減少を伴う血栓症・血栓塞栓症が疑われることが報告されました[12][13]。

第5章

統計にも読み方がある

Tips to avoid being misled by
health and medical information

社会のあらゆる分野でデジタル化が進み、これまでなら見逃されていたようなことも含めて、さまざまなことを数字で記録することが可能になりました。

今や、スマートウォッチを腕に着けるだけで、歩数や距離、消費エネルギー量などが記録できてしまいます。

こうして記録された事実のことを「データ」、そして、複数（しばしば大量）のデータをまとめて、その性質や傾向を数字で表すことを「統計（を取る）」といいます。

歩数が「データ」で、毎日の歩数を1カ月分集めて平均値を取ればそれは「統計」です。

１２９ページでは、特に説明なく「統計学」という言葉を使ってしまいましたが、統計学とは、統計に関する学問のことです。

大量のデータ（いわゆるビッグデータ）を統計学の方法を駆使してまとめ、その結果を研究やビジネスに生かす取り組みが盛んに行われており、データサイエンス系の学部を新設する大学が相次いでいます[1]。

ただし、「データ」や「統計」は、それだけでは単なる数字です。

統計で得られた数字を理解し、それを分析し、解釈を加えて、何らかの判断や行動に役立てられるような意味をくみ取ることができれば、それが「情報」になります[2]。

毎日の歩数のデータを曜日別に集計してそれぞれの平均値（統計）を取れば、どの曜日に多く歩いたか、逆にどの曜日は少なかったが分かるでしょう。

たとえば、月曜日から金曜日までは通勤や仕事で平均７０００歩は歩いているのに、土曜日と日曜日は家でゴロゴロしていて平均３０００歩しか歩いていないと分かったら、週末は平日に比べて歩数＝運動量が少ないという「情報」が得られます。

その情報を基に、週末にももう少し運動したほうがよさそうだという「判断」をし、自宅からちょっと離れたスーパーまで歩いて買い物に行くという「行動」につながるかもしれません。

健康や医療に関する情報も、もちろん例外ではありません。

健康や医療に関する「データ」や「統計」を的確に読み取って、自分の判断、行動に役立つ「情報」を引き出す力を鍛えましょう。

hint19

「70%生存」か
「30%死亡」か

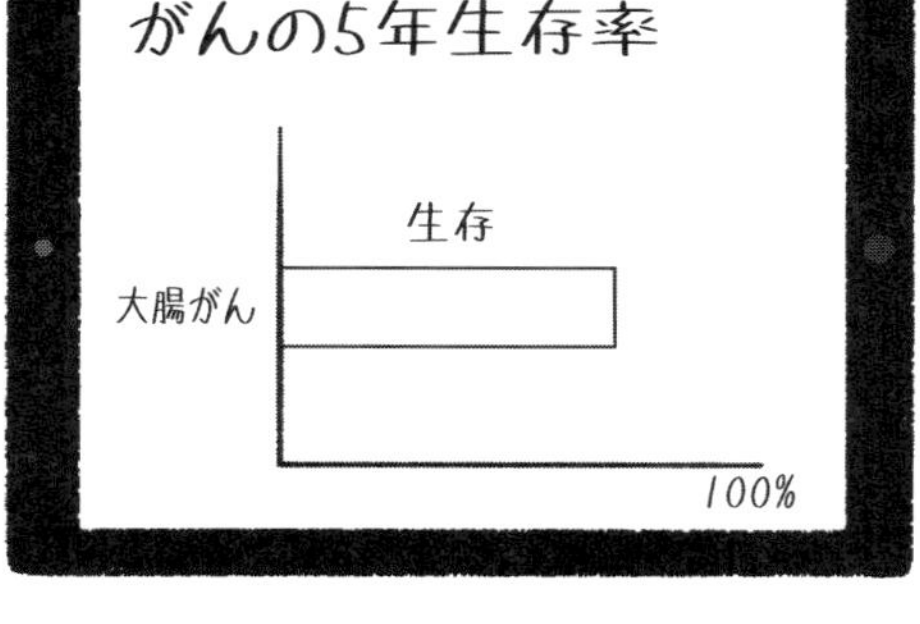

☑ 選択肢が「A」と「非A」の二つだけなら、起こる割合は計100%

☑ 「A」と「非A」のどちらに着目するかで印象や解釈が異なる

☑ 両方から眺めてみると気づくことがある

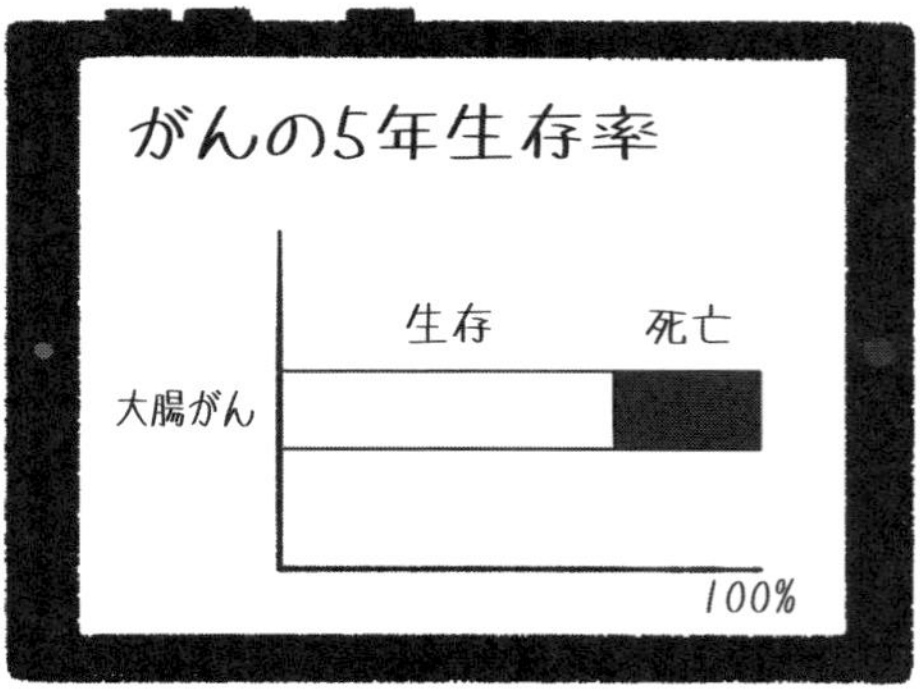

割合 ヒント9 も統計の一つです。割合には、整数、小数、歩合（割、分、厘）、百分率（パーセント）などさまざまな表し方があります ヒント10 。共通しているのは、全体を1（10割、100％）とした上で、そのうちのどのくらいを占めているのかを表すという点です。半分であれば0・5（5割、50％）になります。

がんの5年相対生存率3)を例に考えてみましょう。5年相対生存率とは、がんと診断された人のうち5年後に生存している人の割合が、日本人全体で5年後に生存している人の割合に比べてどのくらいになるかを示す数字です（171ページ）。

167ページの棒グラフは、5年相対生存率がパーセントで示されています。女性（2009－2011年）における、大腸がんの5年相対生存率は71・9％でした。

この統計（棒グラフ）を見て、大腸がんの5年相対生存率について、あなたは次のうちどちらに着目しますか？

①大腸がんと診断された人が5年後に生きているか
②大腸がんと診断された人が5年後に死んでいるか

■どちらから眺めるかで印象が異なる——フレーミング効果

①に着目した人が多いのではないでしょうか。でも、168ページの棒グラフを見てみると、5年後も生存している人のことと、そうではない人、つまり5年後には死亡している人のこと

を同時に示しています。こうすると、②のほうが、むしろ印象に残るかもしれません。

どちらの側から見るかによって受ける印象が異なるというのは、割合（全部を合計すると1になる）で表されるどんな統計にもあてはまります。

「A薬で重い副作用を起こさなかった人の割合は97％だった」と言われればA薬は安全な薬だと考えますが、「A薬で重い副作用を起こした人の割合が3％だった」と言われればA薬は怖い薬であると考えるかもしれません。

このように、**同じ統計でも提示のしかた（フレームの当て方）を変えることによって受ける印象が変わり、判断や行動に影響し得る**ことを、フレーミング効果と呼びます。フレーミング効果は、ノーベル経済学賞を受賞した故・ダニエル・カーネマン（1934‐2024）と心理学者の故・エイモス・トヴェルスキー（1937‐1996）が明らかにした認知バイアスで、1981年に『サイエンス』誌に発表されました[4]。

健康や医療に関する割合は、あえて両方から眺めてみると、気づくことがあるかもしれません。

【コラム】がんの5年生存率

がん治療の指標として、「5年生存率」がよく使われます。おおまかに言うと、がんと診断された人のうち、5年後も生きている人の割合のことです。5年生存率が100％なら、がんと診断された全員が5年後も生きている、5年生存率が0％なら、診断された全員が5年後には亡くなっている、ということになります。つまり、5年生存率の値が大きいほど、5年後も生きている可能性が高いといえます。

生存率は、がんの種類や臓器によって異なりますが、すべてのがんを合わせると、診断されて5年後に生存していれば、それ以後にがんで亡くなる可能性が低くなる[5]ことから、「5年生存率」が広く使われています。

生存率の計算には、いくつかの方法があります[6][7]。

【実測生存率】

診断された患者数に対するX年後（たとえば5年後）の生存患者数の割合。死因に関係なく、すべての死亡を計算に含めており、がん以外の死因による死亡も含まれます。

【相対生存率】

がんと診断された患者集団と同じ特性（性、年齢、暦年など）を持つ一般集団における生存率（期待生存率）に対する実測生存率の割合。がんと競合する死因（他の病気などによる死亡）の影響を取り除いた生存率です。

【ネット・サバイバル（純生存率）】

期待生存率ではなく「がんのみが死因となる場合の生存率」自体を推計する方法（Pohar-Perme法）。相対生存率と同じく、がん自体の生存への影響を把握する目的で用いられ、国際的にも広く採用されています。

国立がん研究センターは、がんの生存率を計算する際に、実測生存率と相対生存率の2通りで集計、公表してきましたが、2014〜2015年診断例の5年生存率、および2010年診断例の10年生存率から、ネット・サバイバルによる集計を加えています[8]。それによると、すべてのがんの集計（94万2717人）の5年生存率は、実測生存率は60・3%、相対生存率は68・2%、ネット・サバイバルは66・2%でした[9]。患者に高齢者が多いがんでは、相対生存率とネット・サバイバルの差が大きくなりやすく、また、観察期間が長くなる（5年よりは10年）ほど、相対生存率とネット・サバイバルの差が大きくなるとされています。これは、高齢者はがん以外の原因で亡くなる人が多いことと関係しています。

hint 20

アンケートに答えたのは誰？

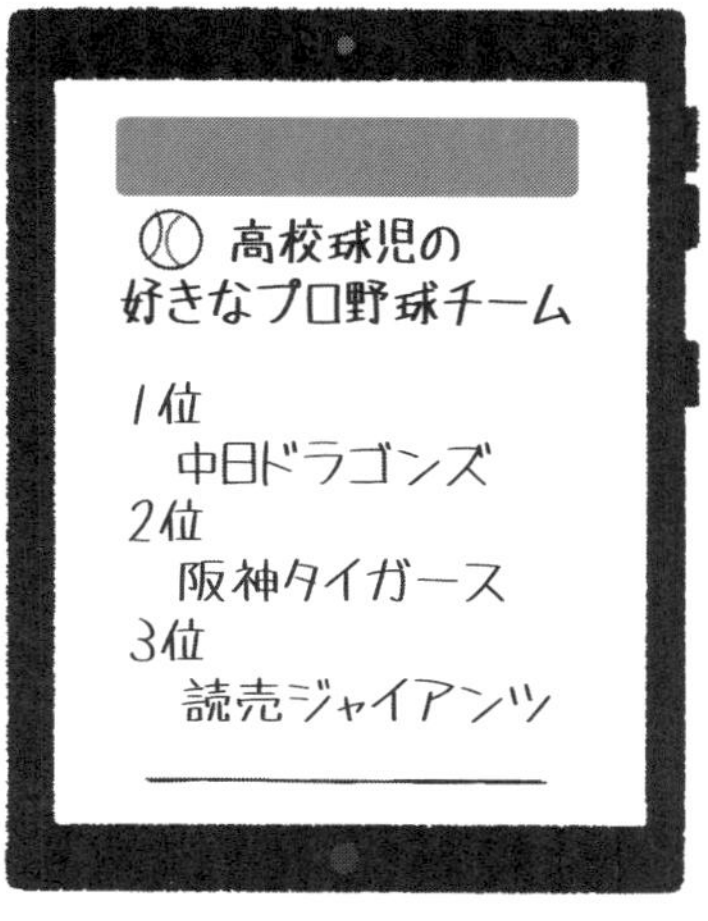

☑ アンケートの結果は回答した人（だけ）の意見の集計

☑ 誰が回答したかによって結果に偏りが生じる可能性がある

☑ アンケートは、まず誰が回答したかを確認する

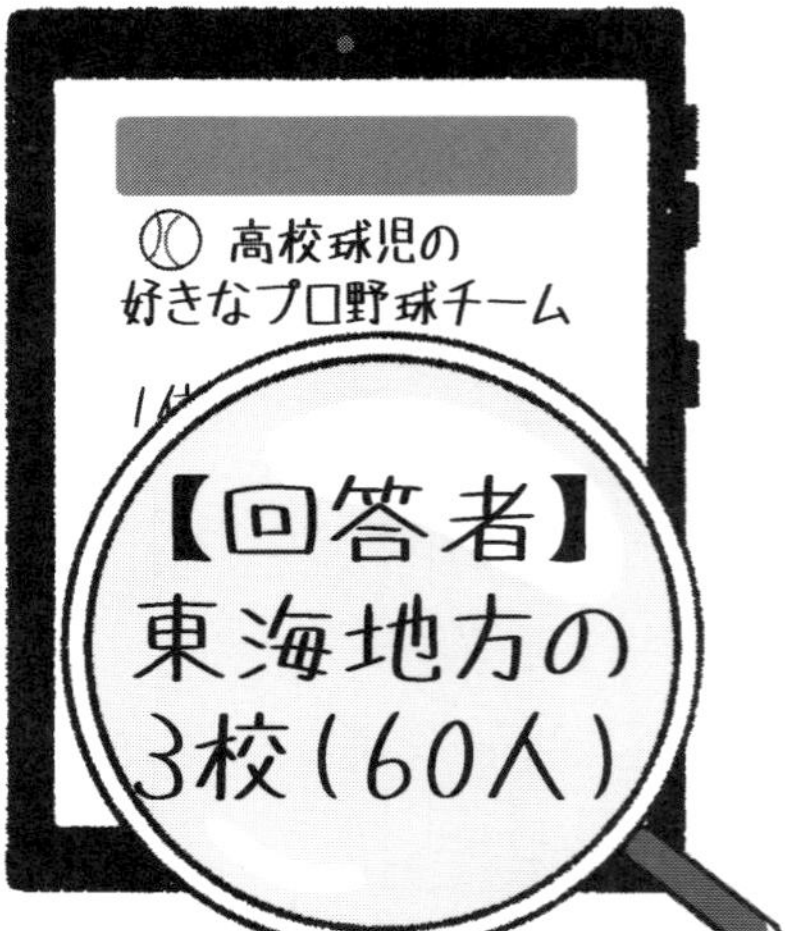

多くの人の意見を集めて全体の傾向を知りたい場合、アンケートが行われることがよくあります。インターネットが普及し、アンケートは以前より格段にスピーディーかつ安価に行えるようになりました。

アンケートのように、ある一時点における人々の意見や選択、状態などを調べて集計、分析することをまとめて「横断研究」と呼びます。横断とは、過去から現在、そして未来につながる時間軸を、ある一時点でスパっと横切りにして、その時点における実態を明らかにするという意味です。それに対して、調査対象者を時間軸に沿って追跡するタイプの研究は「縦断研究」と呼びます。

■同じアンケートでも誰が回答したかで結果が異なる

アンケートの結果は、ランキング形式で発表されることもよくあります。173ページは、「高校球児に『好きなプロ野球チーム』を尋ねたアンケート[10)]」の結果の一部です。この結果を見て、あなたはどう思いましたか？

実は、このランキングは、2024年の選抜高校野球大会に出場した高校球児のうち、「東海地方の3校、計60人」の回答を集計したものでした。中日ドラゴンズは愛知県名古屋市を本拠地とする球団ですので、東海地方の球児にとっては地元です。中日ドラゴンズが好きと答えた球児がいちばん多かったのもうなずけます。同じように、中国地方の2校、計40人の回答では

1位は広島東洋カープ、九州地方の4校、計80人の回答では1位は福岡ソフトバンクホークスでした。

このランキングの結果だけを見て、「高校球児にいちばん人気があるのは中日ドラゴンズ」と解釈することはできませんし、ましてや「全国の高校生にいちばん人気があるのは中日ドラゴンズ」と解釈することはできません。

ちなみに、アンケートの対象は、週刊ベースボール別冊春季号『センバツ２０２４　第96回選抜高校野球大会完全ガイド』（ベースボール・マガジン社、２０２４年）に掲載された６３３選手でした。全出場校の回答をまとめると、1位は阪神タイガースになりました。

アンケートに限らず、**研究の対象者の選び方に問題があるために、結果に偏り（バイアス）が生じてしまうことを「選択バイアス」と呼びます**[11)]。

インターネット経由のアンケートの場合、回答者は「インターネットを使いこなせる人」に限られますので、国民全体（インターネットを使わない人もいる）を反映していない可能性があり、選択バイアスが否定できません。**アンケートの結果を解釈するときは、まず、回答者が誰なのかを確認する必要があるのです。**

hint 21

集めたデータが正確でなかったら

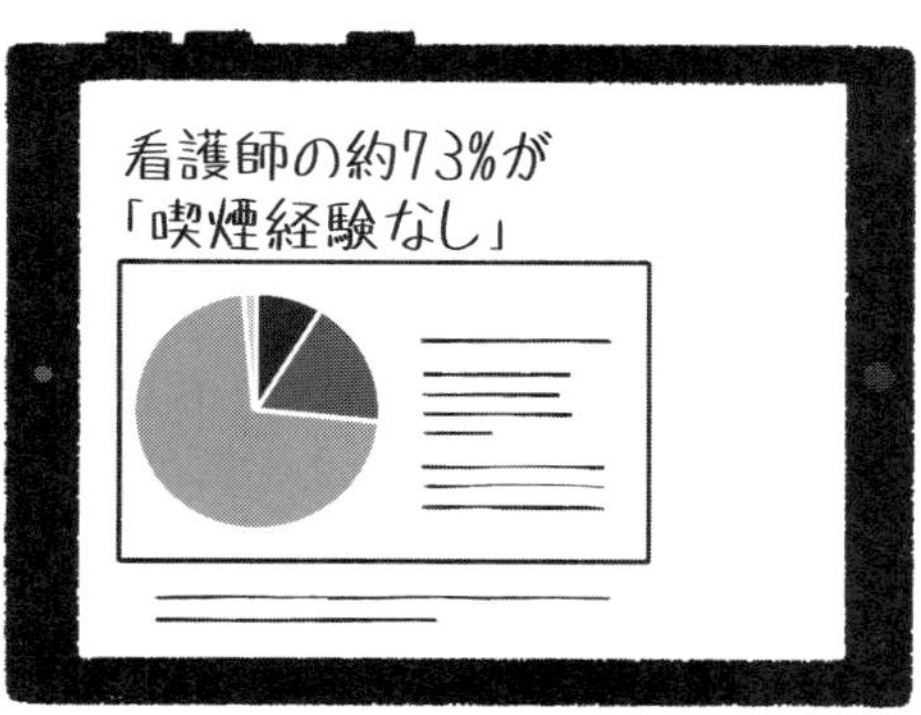

☑ アンケートには答えやすい質問も答えにくい質問もある

☑ 不正確な回答が多ければ結果に偏りが生じる可能性がある

☑ アンケートは、調査方法や質問のしかたも確認する

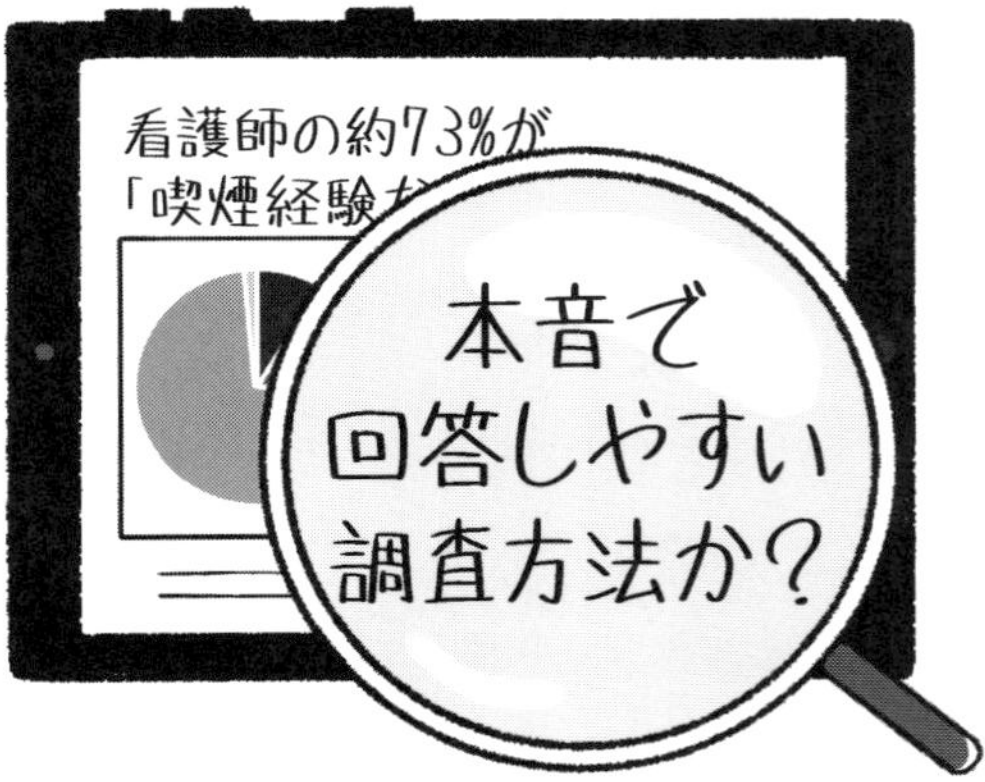

アンケートでは、選択バイアス ヒント20 以外にも、気を付けておくべき偏り（バイアス）があります。

看護師を対象にしたアンケートを例に考えてみましょう。喫煙は、がん、脳卒中、心臓病など多くの病気と関係があることが知られており、健康に悪いことは看護師なら誰でも知っているはずです。ある地域の看護師（回答者は３４６人、うち女性３３３人）に喫煙状況を尋ねたところ、「現在喫煙している」が７・５％、「過去に喫煙していたが今はしていない」が18・8％、「喫煙した経験がない」が73・３％でした[12]。

このアンケートが行われた２０１８年当時、喫煙率（職業問わず）は、男女合わせて17・９％でした[13]。「さすが看護師さんだけあって喫煙率が低い」と結論づけてよいでしょうか？

ちなみに、同じアンケートでは「看護職という立場上、喫煙すべきでない」という考えについてどう思うかについても尋ねており、結果は「はい（吸うべきでない）」が55・２％、「いいえ」が19・７％、「わからない」が25・１％でした[12]。

■「本音」で答えにくい質問に「建前」で答えると……

アンケートは、ある地域の看護師の団体から無作為に抽出した人にアンケート用紙を郵送し、回答を送り返してもらう方式で行われました。集計や分析も、回答者の氏名や住所が分からない形で行われました。そのため回答した看護師は、喫煙に関して事実を包み隠さず回答した可能性が高いと考えられます。この地域の看護師は一般に比べれば喫煙率が低いと考えてよいでしょう。

しかし、もし同じアンケートを、一つの病院内で、しかも記名式（回答者の名前が分かる形）で行ったとしたらどうでしょうか。

自分が喫煙していることを上司に知られたら、禁煙するよう注意されたり、人事評価に影響したりするかもしれないと心配して、喫煙していても正直に回答しないかもしれません。もしそんな看護師が大勢いたら集計結果が偏る、この場合なら喫煙率が実態より低くなる可能性があります。

アンケートに限らず、**集めたデータが偏っているために、集計結果が過大評価されたり、逆に過小評価されたりするバイアス（偏り）のことを「情報バイアス」と呼びます**[11)]。選択バイアス同様、結果を解釈する際には注意が必要です。

情報バイアスの例としては他に、自分にとって印象深いできごとはよく覚えており正確に答えられる半面、そうではないことはうろ覚えで正確に答えられない、ということがあります。乳がん患者なら乳がん検診の受診歴をよく覚えているけれど、そうでなければ検診を受けたことさえ忘れてしまっているかもしれません。こうした、人間の記憶の曖昧さに由来する情報バイアスのことを、思い出しやすさの違いによって生じる「思い出しバイアス」と呼びます。

hint 22

隠れた「第三の因子」

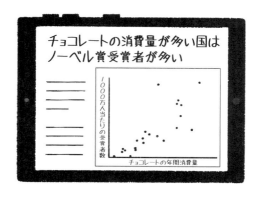

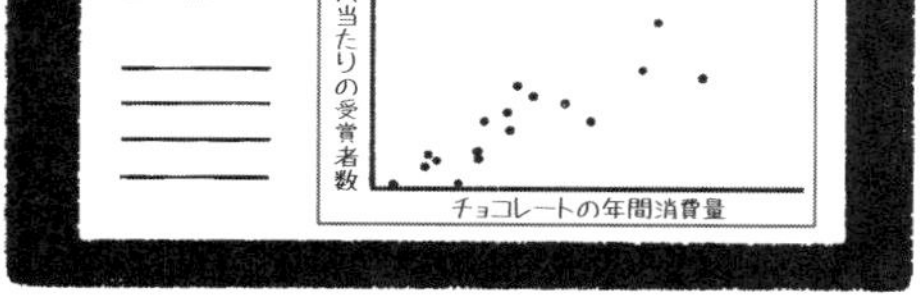

☑ 相関関係があるだけでは因果関係の証拠にならない

☑ 「第三の因子」＝「交絡因子」が隠れているかも

☑ 解釈する際は交絡因子に注意

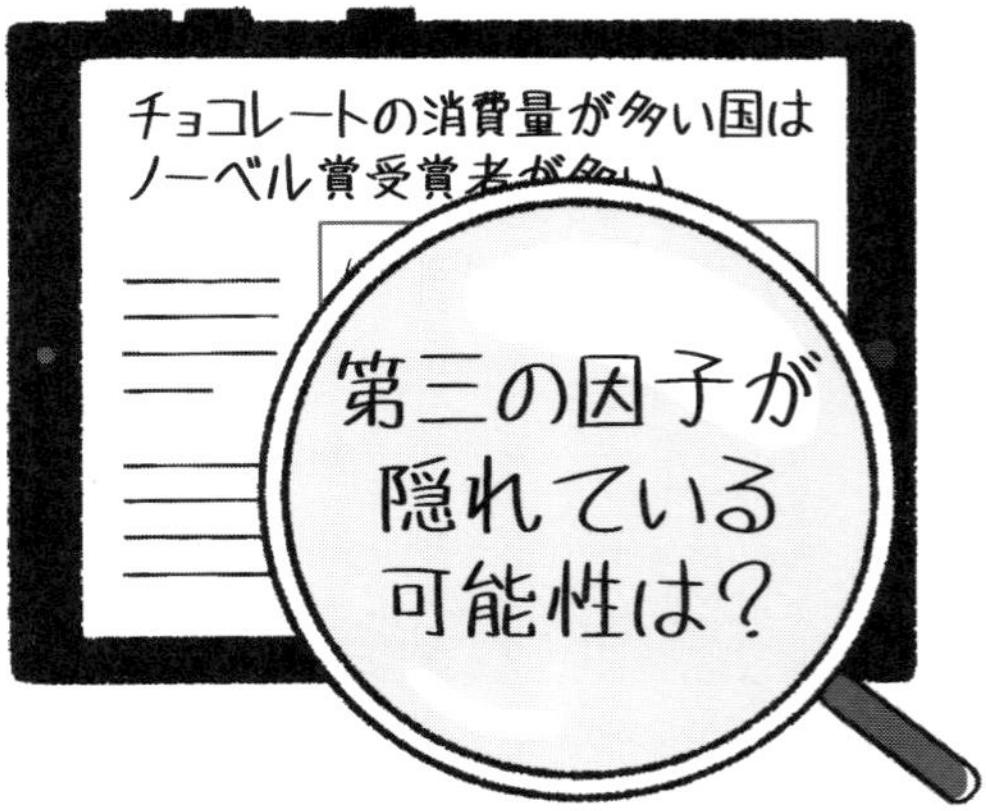
チョコレートの消費量が多い国は
第三の因子が
隠れている
可能性は？

２０１２年に、チョコレートの消費量とノーベル賞受賞の関係を示すユニークな論文が、ニューイングランド医学雑誌に発表されました[14)15)]。論文の著者は、２０１１年以後のノーベル賞受賞者を国別にリストアップし、同時に、各国におけるチョコレート消費量を調べて、２次元のグラフに示しました。確かに、チョコレートの消費量が多い国では、人口１０００万人当たりのノーベル賞受賞者が多く、逆に、消費量が少ない国ではノーベル賞受賞者も少ないという正の相関関係（一方が変化すると、もう一方も変化する関係）があるようです。

この論文は、英国放送協会（ＢＢＣ）の記事にも取り上げられました。記者が何人かのノーベル賞受賞者にチョコレートを食べているか取材したところ、「子供のころから食べていた」という人がいた半面、「年間に５００グラムも食べていない」という人もいました[16)]。

チョコレート消費量とノーベル賞受賞者の関係、あなたならどう説明しますか？　チョコレートをたくさん食べていたら、ノーベル賞を受賞できるのでしょうか？

■隠された「第三の因子」とは……「交絡因子」

実は、ＢＢＣの記事では後半部分で、「相関関係」があるだけでは、「因果関係」（原因とそれによって生じる結果の関係）があることの証拠にはならないという、種明かしがされていました。チョコレートをたくさん食べればノーベル賞がもらえるなんて、やはり変です。両者に因果関係があるかのように見えたのはなぜなのか。その鍵となるのは、「チョコレートの消費量」

と「ノーベル賞受賞者の数」以外の、第三の因子の存在、すなわち「国の経済的な豊かさ」です。

チョコレートはお菓子、つまり生きていく上でなくてはならない食品ではなく、余裕がある人がたしなむ嗜好品です。そのため一般に、経済的に豊かな国でチョコレートの消費量が多く、チョコレートの消費量が多い国は経済的に豊かであるという関係が成り立ちます。また、経済的に豊かな国であれば、教育や研究にかける国の予算も多く、良好な研究環境が整備されていると考えられます。このように両者に影響を与える第三の因子のことを、交絡因子と呼びます。交絡因子（この場合は「国の経済的な豊かさ」）は、次の三つを満たしています。

①結果（ノーベル賞受賞者の数）に影響を与える

②原因（チョコレートの消費量）と関連がある

③原因と結果の中間因子ではない（チョコレートの消費量が増えたことによって国が豊かになったわけではない）

このグラフのように、**交絡因子が隠れていると、相関関係にすぎなくても因果関係があるかのように見えてしまうことがあります**。交絡因子があるかどうかは、統計を解釈する際に注意すべき点の一つです。

hint23

それは原因？ それとも結果？

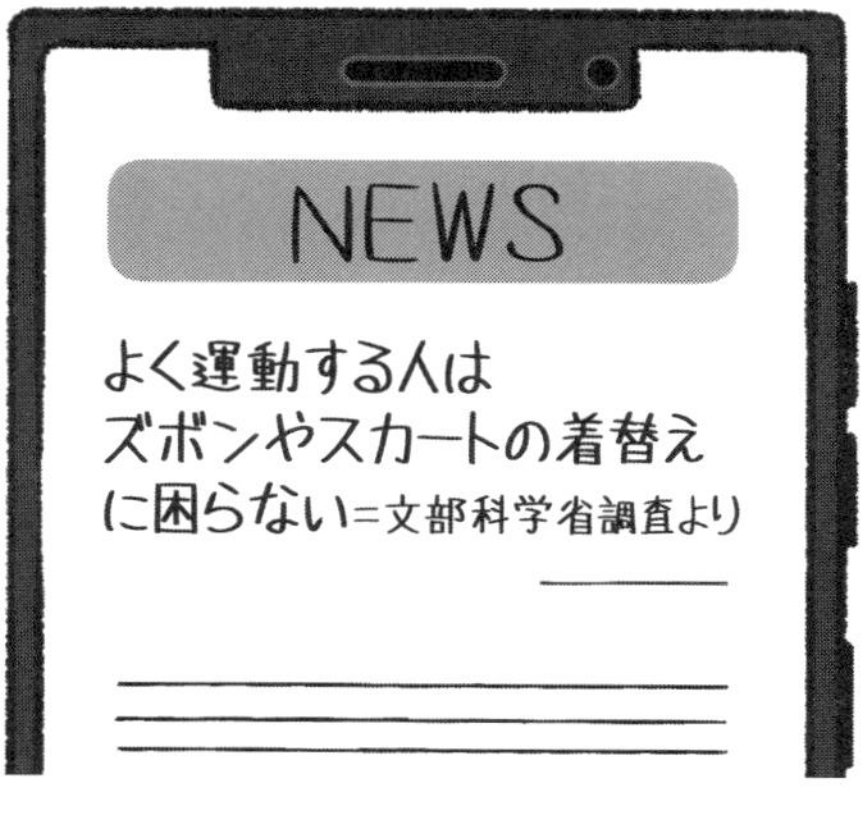
NEWS
よく運動する人は
ズボンやスカートの着替え
に困らない＝文部科学省調査より

☑ 「AだからB」に見えても実は「BだからA」のことがある

☑ 原因と結果を逆に解釈してしまう「因果の逆転」

☑ アンケートでは因果の逆転に注意

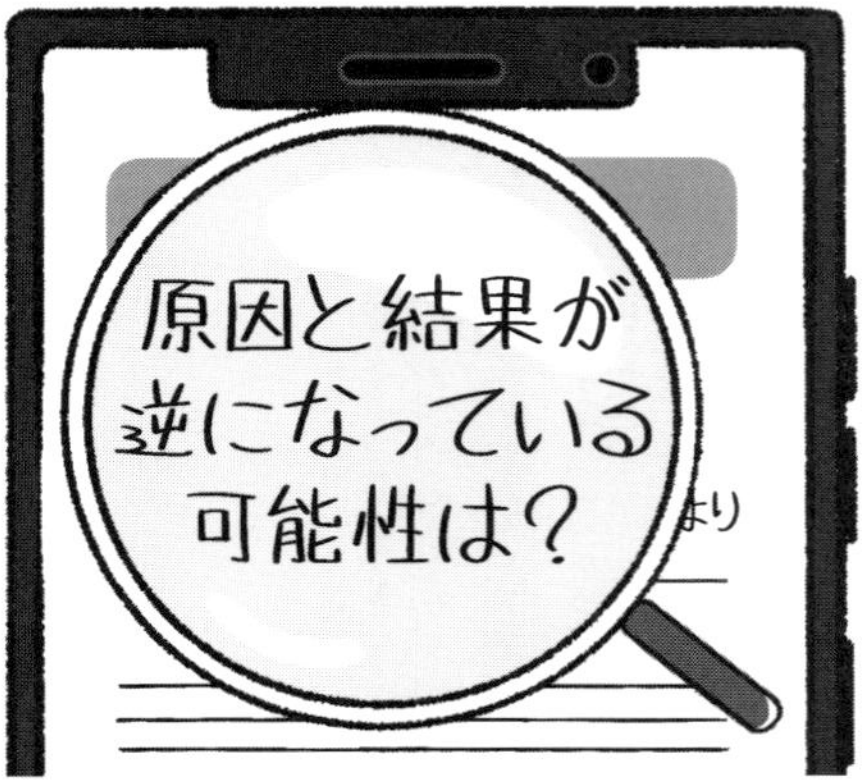

文部科学省（2016年度からはスポーツ庁）は、1964年から毎年、国民の「体力・運動能力調査」を行い、その結果を「体育の日」（2020年からは「スポーツの日」）の祝日に合わせて公表しています。

2014年度は、高齢者（65~79歳）を対象に、日常生活の基本的な動作の一つとして「立ったままでズボンやスカートがはけるかどうか」を尋ねました。同時に、スポーツや運動をする頻度についても、週3~4日以上なら「ほとんど毎日」、週1~2日程度は「ときどき」、月1~3日程度は「ときたま」、それ以下は「しない」の4段階で尋ねました。

ズボンやスカートの着替えを「何にもつかまらないで立ったままできる」割合は、運動をしない男性では69%だったのに対して、ほとんど毎日運動する男性では85%でした。女性も同じく、運動をしない女性では66%だったのに対して、ほとんど毎日運動する女性では82%でした[17]。

この結果から、頻繁に運動をすれば、ズボンやスカートの着替えに困らなくなると考えてよいでしょうか？

■「頻繁に運動する」と「着替えに困らない」の関係

確かに、この調査からは、よく運動する人ほど着替えを「立ったままできる」割合が高かったことが読み取れます。当時の文部科学省はこの結果を、高齢者に運動を奨励するために発表したのかもしれません。頻繁に運動をすることによって足腰が鍛えられ、ズボンやスカートの着替えに困らなくなるのなら、高齢者にとって望ましいことです。

しかし、この調査の結果だけから、「頻繁に運動すれば、ズボンやスカートの着替えが立ったままできるようになる」と結論づけるのは早計です。

「頻繁に運動する」ことと「立ったままズボンやスカートがはける」ことの間には相関関係がありそうですが、「頻繁に運動する」ことが「立ったままズボンやスカートがはける」ことの原因である、つまり因果関係があるとは言えないからです。

もしかしたら真実は逆で、「立ったままズボンやスカートがはける」ぐらい足腰が丈夫だから、頻繁に運動ができるのかもしれません。

因果関係があるように見えて、実は原因と結果を逆向きに解釈してしまうことを「因果の逆転」といいます。因果の逆転は、原因（運動）と結果（立ったままズボンやスカートがはける）を同時に調べる横断研究（175ページ）の場合に起こる可能性があります。横断研究を基に、何らかの効果をアピールする情報を見かけたら、「因果の逆転」の可能性はないか、一度考えてみることをおすすめします。

（この項は、「運動すれば健康になる？　健康だから運動できる？・」〈北澤京子、日経Gooday、2015年11月16日〉を一部修正した上で再構成しました）

【コラム】eラーニング教材「健康情報なっとくん」

健康や医療に関する情報の読み解き方に関するeラーニング教材を紹介します。京都大学の岡林里枝先生と筆者が中心となって開発した「健康情報なっとくん」（https://nattokun.jp/ 2025年1月時点）です。本書の内容も、「健康情報なっとくん」を開発した経験に基づいています。

「健康情報なっとくん」は、健康や医療に関する情報の土台であるEBM（75ページ）について、子どもからお年寄りまで楽しく学べる教材です。「なっとくん」というネーミングには、健康や医療に関する情報を〝納得〟して、自分の判断や行動に生かしてほしいという願いを込めました。

開発のきっかけの一つは、国や自治体の医療に関する政策の立案・評価や、医学研究の倫理審査などに、医療の受け手である市民の意見が求められる機会が増えてきたことです。

健康や医療に関する情報にアクセスし、それを理解して、判断や行動に生かすのは、自分や家族のためであることはもちろんですが、社会全体でよりよい医療を実現していくためにも欠かせません。つまり、一人ひとりがヘルスリテラシーを身に付ける必要性が増しています（45

ページ)。

まず、関連する書籍、論文、ウェブサイトなどをできるだけ調べて、教材に盛り込みたい要素を抽出しました。その上で、それぞれの要素を、「内容が理解でき、簡単な計算を実行できる」「日常生活で出会う健康・医療情報を批判的に吟味するのに役立つ」「自分でできる範囲のケアを選択するのに役立つ」という三つの観点で評価し、EBMに精通した専門家などの助言も得ながら、最終的に教材に盛り込む18の要素を絞り込みました(次ページ表)。

そして、主人公である「なっとくん」とその家族が、健康や医療に関するさまざまな情報に接し、18の要素について順に学んでいくというストーリーを作り、クイズ形式の教材にまとめました[18)]。

「健康情報なっとくん」で学習することの効果をランダム化比較試験(87ページ)で検証した結果、「健康情報なっとくん」で学習した人は、学習していない人に比べて、内容を確認するための18問の問題を「自信をもって正答した数」が高いことが確認できました[19)]。

「健康情報なっとくん」の18要素

①健康情報の特徴
②インターネット情報の特徴
③情報の科学的な根拠（エビデンス）
④利益相反
⑤割合（分子/分母）
⑥サンプルサイズ
⑦原因と結果
⑧比較
⑨2×2表
⑩選択バイアス
⑪測定バイアス
⑫交絡因子
⑬ランダム化比較試験
⑭比と差
⑮フレーミング効果
⑯真のゴール
⑰メリットとデメリット
⑱情報の限界・情報から行動へ

出典：「健康情報なっとくん」ウェブサイト　https://nattokun.jp/

第6章

数字にならない情報

Tips to avoid being misled by
health and medical information

ここまで、健康や医療に関するさまざまな数字や統計、そして、統計を分かりやすく伝えるための図（グラフ）の読み方について説明してきました。

でも、健康や医療に関する情報のすべてが数字で表されるわけではもちろんありません。それどころか現実の私たちは、数字にならない情報、数字にできない情報を基に、健康や医療に関する判断をしていることが少なくありません。

たとえば、運動不足を解消するために水泳教室への入会を考えている人がいるとしましょう。その人はまず、自宅から通える範囲の水泳教室をリストアップして、レッスンの内容やレベル、曜日や時間帯、交通手段や所要時間、費用（交通費、月謝など）などを調べるでしょう。これらの情報は客観的かつ具体的です。所要時間や費用は数字で示されるので、他の水泳教室との比較もしやすいです ヒント8 。

でも、そうした情報だけで、どの水泳教室に行くかを決められるでしょうか？

候補となる水泳教室に実際に行ってみてスタッフと話をしたり（スタッフの態度や働きぶりをチェック）、友人からその水泳教室の評判を聞いたりしてから決めることが多いのではないでしょうか。

もし、スタッフの第一印象がとてもよかったり、友人が強くすすめてくれたりしたら、その水泳教室に入会してみたいという判断になりそうですし、逆であれば入会はやめておこう、という判断になりそうです。

つまり、どこの水泳教室に行くかといった、比較的シンプルな判断であっても、客観的、具体的な情報だけではなく、〝印象〟や〝評判〟といった、数字では表しにくい情報が判断を左右することが往々にしてあります。

むしろ、客観的で具体的な〝数字〟より、曖昧で漠然とした〝印象〟や〝評判〟のほうが、判断に影響するかもしれません。

健康や医療に関する判断に限ったことではなく、どんな判断であっても、数字にならない情報が私たちを動かし、行動を起こす（または起こさない）理由になっている、少なくともその一部になっています。

だからこそ、**数字にならない情報をどう読み取り、理解し、使いこなすか**が問われるのです。

hint 24

クチコミに弱い私たち

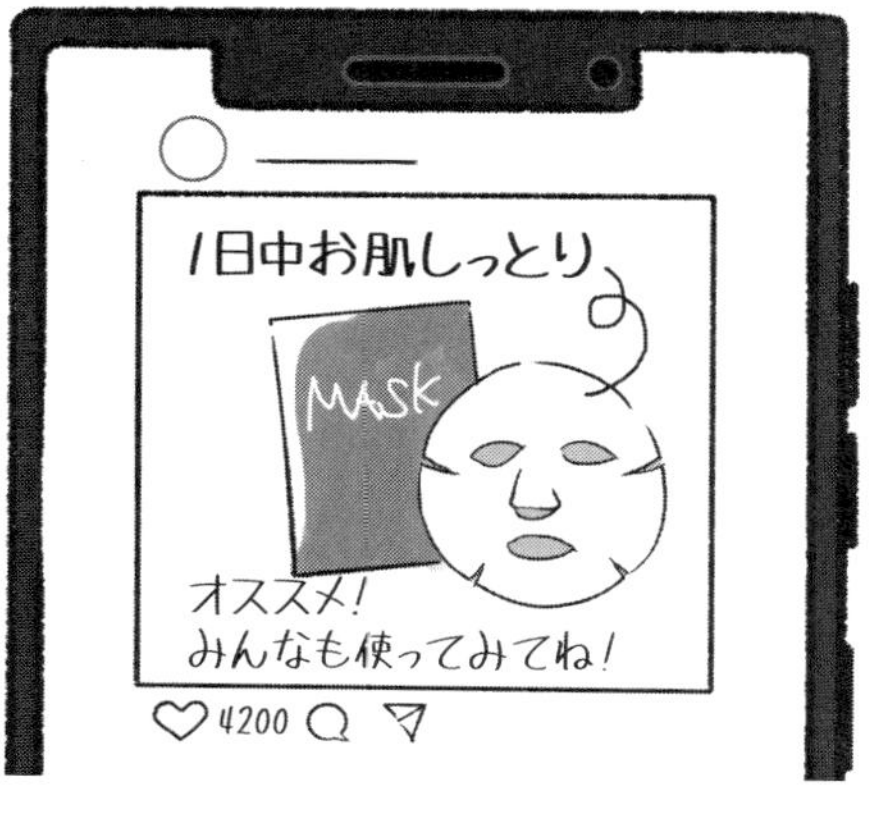

1日中お肌しっとり
MASK
オススメ!
みんなも使ってみてね!
4200

☑ SNSの普及でインフルエンサーが世界規模で発信

☑ ただし、常に確かな情報を発信しているとは限らない

☑ 好きなインフルエンサーの発信でも
いったん立ち止まる

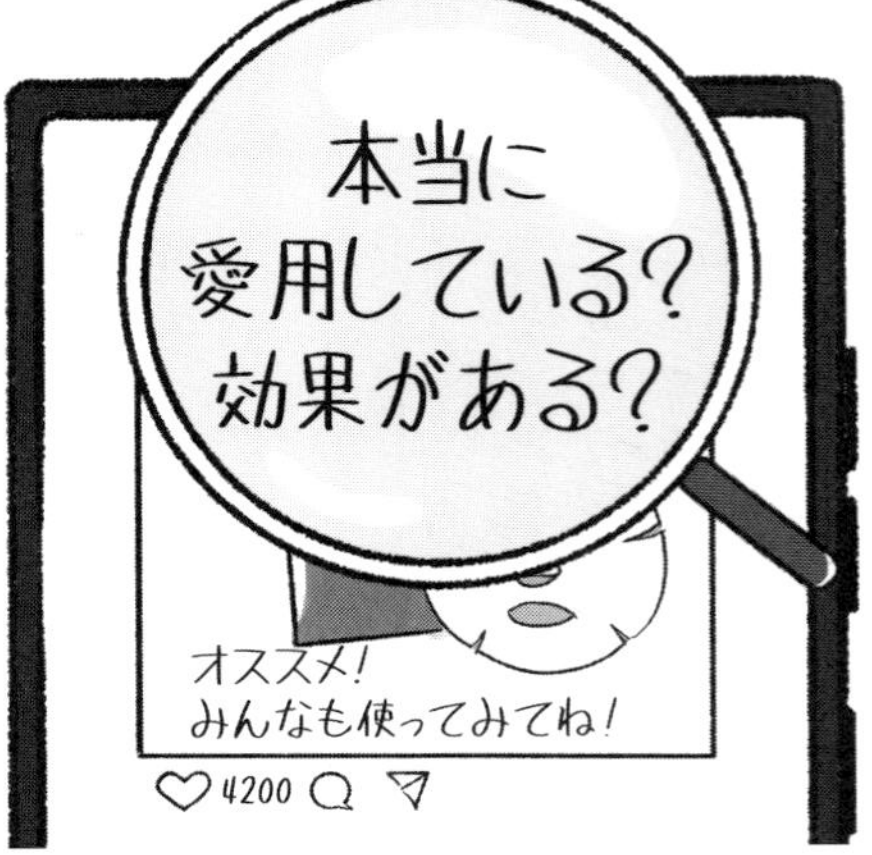
本当に
愛用している？
効果がある？
オススメ！
みんなも使ってみてね！
4200

ＳＮＳの普及に伴い、多くの人にフォローされ、発言の影響力が大きい人のことをインフルエンサーと呼ぶようになりました。インフルエンサーとは文字通り「影響を与える（influence）人」という意味です。

世界的なインフルエンサーの一人が、米国の人気歌手、テイラー・スウィフトさんです。スウィフトさんのインスタグラムのフォロワー数は、２億８０００万人（２０２４年10月時点）に上ります。スウィフトさんが２０２４年9月に、２０２４年の米国大統領選挙で民主党のカマラ・ハリス候補（当時副大統領）を支持すると表明したところ、有権者登録に関するウェブサイトへのアクセスがたった24時間で約40万人に跳ね上がりました[1)]。

もっとも、インフルエンサーという言葉が使われるようになる以前から、他人、特に有名人のクチコミが大きな影響力を持つことはよく知られており、広告手法の一つとして頻繁に使われています。テレビショッピングの番組では、商品を「よかった！」「おすすめします！」と誉めるクチコミがお決まりのパターンです。昔も今も、私たちはクチコミに弱いのです。

■科学的根拠の裏付けがないクチコミは信用しない

ＳＮＳが普及する以前、クチコミは家族や友人など、自分がふだんからよく知っている人の口（言葉）を介して伝わるものでした。そして、クチコミがそれ以上広がることはありませんでした。自分がよく知っていて、信頼している人 **ヒント3** の言葉だからこそ、自分の判断、行動の参考にしているわけです。

ただし、たとえ信頼している人からのクチコミであっても、常に確かな情報であるとは限りません。ちょっと聞きかじった程度の情報や、勘違いの情報のこともあるかもしれません。

健康や医療に関する情報の場合は特に、クチコミの元となる情報は何か、科学的な根拠（エビデンス）に裏付けられた情報であるかが重要です（75ページ）。

一方、SNSのインフルエンサーはほとんどの場合、SNS上でしか自分との接点がありません。直接会ったことも、話をしたこともありませんし、SNSで発信している以外の時間をどう過ごしているかも分かりません。そもそも、インフルエンサーは実在の人間である必要すらありません。

そして、インフルエンサーが発するクチコミ情報は、単にフォロワーを楽しませたい、役に立つ情報を教えてあげたい、というだけではないかもしれません。SNSのフォロワー数が増えれば広告収入につながります。

お気に入りのインフルエンサーの発言でも、すぐに鵜呑みにせずに、いったん立ち止まって考えたり、別の情報と比較したりする ヒント5 余裕を持ちたいものです。

hint 25

「利益相反」って何ですか

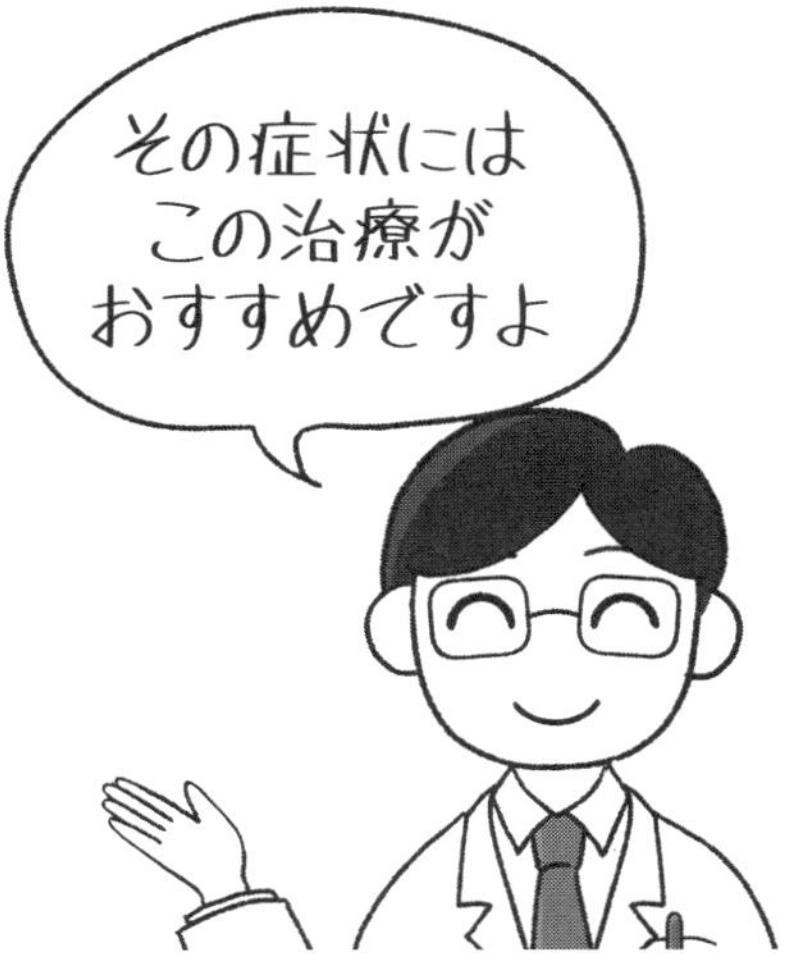

☑ 利益相反とは「利益」が「相反する」状態のこと

☑ 「自分の利益」より「患者の利益」を優先するのが医の倫理

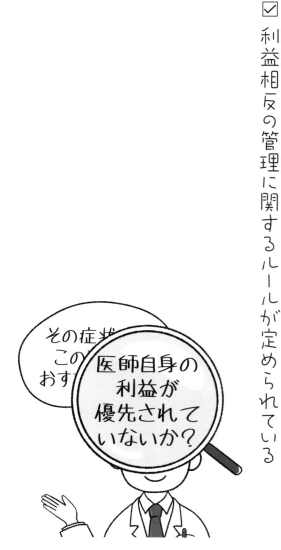

☑ 利益相反の管理に関するルールが定められている

利益相反という言葉をご存じですか？　利益相反とは文字通り、「利益」が「相反する（衝突する）」状態のことです。ＳＮＳのインフルエンサーなどによるステルスマーケティングが、景品表示法で規制されるに至った背景には、インフルエンサーの利益相反の問題がありますヒント2。

インフルエンサーが広告主である企業などから依頼されて（収入も得て）いるにもかかわらず、そのことを隠して、広告主の意に沿うような発信をすれば、広告主の利益になるでしょう。しかし、フォロワーがインフルエンサー自身の率直な意見や感想だと勘違いしてしまったら、フォロワー自身の利益にならないおそれがあります。

■利益相反は明らかにしておくのがルール

健康や医療に関する情報では、利益相反は非常に大きな問題です。日本医師会の「医の倫理綱領」には「医療の本質は、人類愛に基づく行為である。これは自己の利益のためになすものではなく、他者の利益のためになされること、すなわち奉仕であることを肝に銘じなければならない」と書かれています[2)]。医師をはじめとする医療者は、自分の利益優先ではなく、あくまで患者の利益優先で行動することが求められます。

医学の分野で利益相反の問題がクローズアップされたのは、米国で１９９９年に起こったゲルシンガー事件[3)]でした。難病の治療のため、ペンシルバニア大学のウィルソン医師が研究中の遺伝子治療を受けた当時18歳のゲルシンガーさんが、治療中に感染症を起こして死亡しました。実はこの遺伝子治療は、ウィルソン医師自身が立ち上げた企業の資金で行われ、動物実験で感染症が起きることを知っていながら、事前にゲルシンガーさんやＦＤＡ（米食品医薬品局）に知らせていませんでした。この場合、ウィルソン医師は「患者の利益」より「自分の利益」を優先して研究を強行したと言われても仕方ありません。

ゲルシンガー事件を機に、利益相反の管理に関するルール化が世界的に進みました。医学・医療分野の学術誌に論文を発表する場合、著者は自らの利益相反を開示することになっています。学会で研究発表をする場合も、冒頭で発表者の利益相反を開示することが一般的です。

研究費や講演料などの形で資金を提供する側である製薬業界は、病院や医師に支払った費用を開示しています。各企業が開示した情報を基にした「Dollars for Docs」（米国）[4]、「ＹＥＮ ＦＯＲ ＤＯＣＳ」（日本）[5]という取り組みもあります。

新しい診断法や治療法の研究開発には、多額の費用がかかります。研究開発の成果を普及させるための教育・研修にも、相応の費用がかかります。そのため医療者は一般に、「患者の利益」と「自分の利益」との間で相反が生じやすいといえます。利益相反をゼロにすることは現実的ではありませんが、少なくとも利益相反を明らかにして、職業倫理をまっとうする責任があると筆者は考えます。

hint 26

患者の体験に学ぶ

☑ 患者の体験から学べることは多い

☑ 患者会、闘病記、患者ブログなどで情報が得られる

☑ 他の患者が体験したことが自分にも起こるとは限らない

病気について調べたいとき、特に、自分や親しい人が予期せぬ病気にかかって不安なときに、私たちは、医療者の説明や医学の専門書、診療ガイドライン ヒント6 などで情報を得るのとは別に、同じ病気にかかった人の話を聞きたくなるものです。

米国の精神科医で医療人類学者であるアーサー・クラインマン博士は、医療者は病気を疾患（disease）として捉えるが、患者はそれを病い（illness）として捉えていると考えました[6]。患者にとって病いとは、身体に生じた異常（疾患＝disease）そのものというより、それによる痛み、苦悩、社会からの疎外感などのすべてを病気と関連づけたものなのです[7]。だからこそ私たちは、患者が体験したこと、言い換えれば病いの語りに心を動かされたり、そこから学んだりするのでしょう。

患者の体験から学べることはたくさんあります。でもそれは、**あくまでも自分以外の人が、過去のいずれかの時点で体験したことです**。自分にも同じことが必ず起きるとは限りません。体験談に接する際は、そんな心構えも持ちたいものです。

■患者の体験を知るための情報源

患者の体験を知る方法としては、患者団体、闘病記や闘病ブログ、患者のインタビューなどがあります。患者団体は、患者どうしが出会い、交流し、励まし合う場です。現在のようにインターネットが普及する以前は、自分の病気に関する情報を入手すること自体が難しく、患者団体は患者が病気を知る重要な情報源でもありました。現在も全国で、さまざまな病気の患者団体が活動しています。

病気の体験を患者本人や身近な人がつづった闘病記も数多く出版されています。公共図書館の中には、闘病記をまとめて閲覧しやすくしているところもあります（209ページ）。2023年には闘病記を約1100冊集めた民間の図書館「闘病記の森」ができました[8]。

インターネット上に闘病の経過を記したブログも数多く公表されています。ニュースキャスターの故・小林麻央さん（1982-2017）は、結婚、出産後の2016年に乳がんであることをブログ[9]で公表しました。その後、34歳の若さで亡くなる直前まで、ブログを通じて発信を続け、多くの読者の支持を得ました。その姿勢が評価され、小林さんは英国放送協会（BBC）の「2016年今年の女性100人」に選ばれています[10]。

患者、当事者からその体験を聞き取り、分析した上で、インタビューの動画や文字起こしをインターネット上に公開するという活動を続けているのがディペックス・ジャパン[11]です。自分が体験した病気の検査や治療だけではなく、診断されたときの気持ち、家族の反応、仕事との両立といった、患者の心理や生活に関する語りも収録されています。

【コラム】闘病記のソムリエ、星野史雄さん

闘病記を健康や医療に関する情報源として考える場合、闘病記を手に取るタイミングは、自分や親しい人が病気にかかったときではないでしょうか。同じ病気にかかった人はどんな体験をし、どのようにして病気に立ち向かったのか、闘病記を通じて知ることができます。

しかし、自分と同じ病気にかかった人の闘病記を探すのは、案外難しいのです。闘病記は、著者が有名人でもなければ大手の出版社から発行されることは少なく、自費出版も少なくありません。その場合、部数も少なく、書店に並ぶ機会も限られます。その上、タイトルだけでは著者がどんな病気を体験したかが分からないことが少なくありません。

たとえば、女優の故・川島なお美さん（1960-2015）が肝内胆管がんの体験をつづった著書（鎧塚俊彦さんとの共著）のタイトルは『カーテンコール』、作家の西加奈子さんが乳がんの体験をつづった著書のタイトルは『くもをさがす』で、どちらも「がん」という言葉は出てきません。

そんな状況を変えたのが、故・星野史雄さん（1952-2016）が1998年に興したインターネット古書店「古書パラメディカ」でした。星野さんは、乳がんが再発した妻にどう

接したらよいか、家族として何ができるかを知るのに闘病記が参考になるのではと考えたそうです[12]。妻が亡くなった後、勤め先を退職した星野さんは、闘病記を探して古書店をめぐりました。〝○円均一〟コーナーに山積みになっている中から闘病記を見つけることもありました[13]。

「古書パラメディカ」が画期的だったのは、こうして集めた闘病記を「乳がん」「心臓病」などの病名別に分類したことです。

星野さんは購入した膨大な数の闘病記を読んだ上で、闘病記を求める人におすすめの闘病記をアドバイスしたり、自分でも闘病記に関する著書を出版したりするなど〝闘病記のソムリエ〟として活躍しました。

星野さんが亡くなった後に遺された約７０００冊の闘病記は、ＮＰＯ法人に引き継がれています。

星野さんが編み出した闘病記の病名分類は、司書や研究者など有志による「健康情報棚プロジェクト」に引き継がれ、各地の公共図書館や院内図書館に「闘病記文庫」が設置されるきっかけになりました。

第7章

自分の中にあるバイアス

Tips to avoid being misled by health and medical information

健康や医療に関する情報を吟味するためのヒント、最後に目を向けるのは、情報を受け取っている自分自身です。

本書では、健康や医療に関する膨大、でも種々雑多、玉石混交の情報の中から、自分にとって有用性の高い情報、つまり自分が知りたい疑問に的確に答えてくれる情報（27ページ）を選び取り、その内容を正しく理解して、それを基に合理的な判断、行動につなげるためのヒントをお話ししてきました。

しかし、情報自体はウソではなくても、そして、自分なりに注意して情報を読み解いているつもりでも、残念ながら（？）私たち自身に、それを邪魔する偏り（認知バイアス）が備わっています。

錯視を例に取ると分かりやすいかもしれません。次ページの図は、ミュラー・リヤー錯視という有名な目の錯覚で、見たことがある人も多いでしょう。2本の水平線は同じ長さですが、外向きの矢印が付いている上の線のほうが長く見えます。そのため、実際には同じ長さなのに「上のほうが長い！」と思い込み、そのつもりで何らかの判断をしてしまうかもしれません。

ちなみに、ミュラー・リヤー錯視は、直線に矢印を付けたことにより、自分（の脳）が無意識のうちに遠近法を使って図形を立体的にとらえてしまうことから生じると考えられています[1,2]。

こうした錯視（目の見え方のクセ）と同じように、自分（の脳）の考え方のクセが認知バイアスです。認知バイアスとして知られているクセは、150種類を超えるとも言われています[3]。

認知バイアスは誰にでもあるもので、完全になくしてしまうことはできません。できるのはせいぜい、どんな認知バイアスがあるかを知っておくこと、そして、自分も認知バイアスから逃れられないと自覚することです。

健康や医療に関する情報を読み解く上で特に知っておきたい認知バイアスについて、これから見ていきましょう。

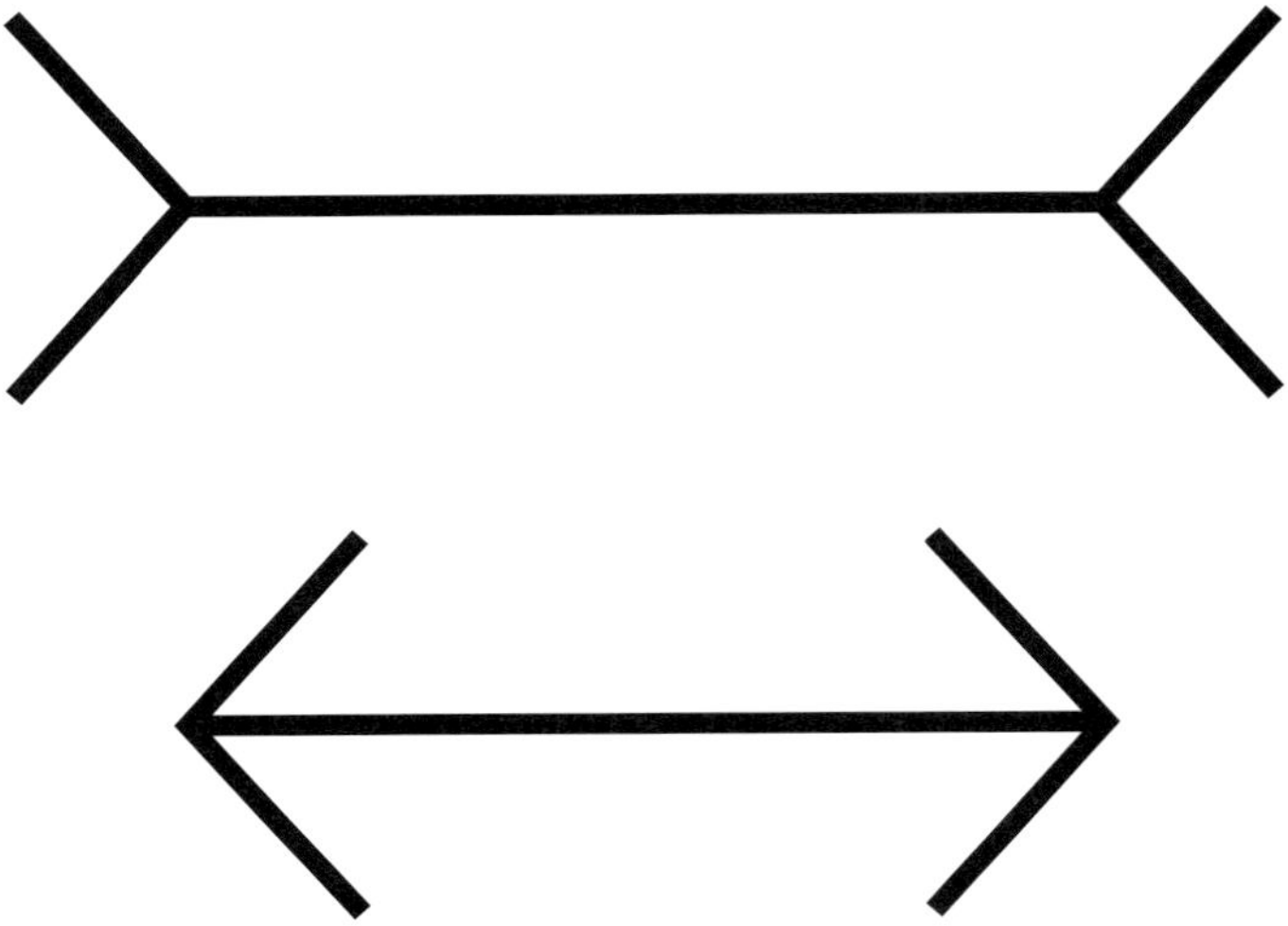

hint 27

自然のものなら害はない？

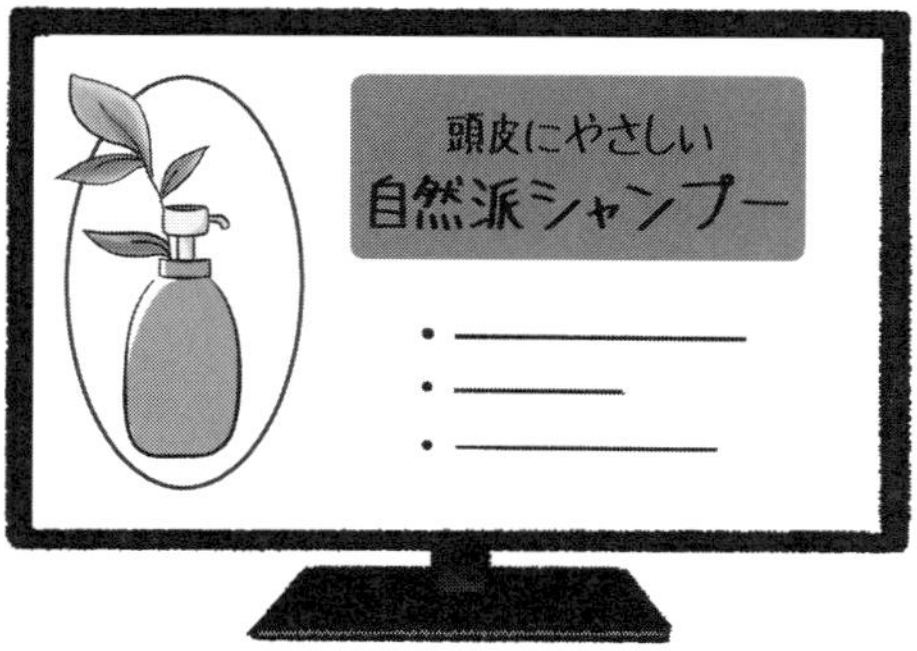

☑ 私たちは「自然」を好む傾向がある

☑ 「自然」や「天然」を謳う食品や化粧品が多い

☑ 「自然」だから「安全」なわけではない

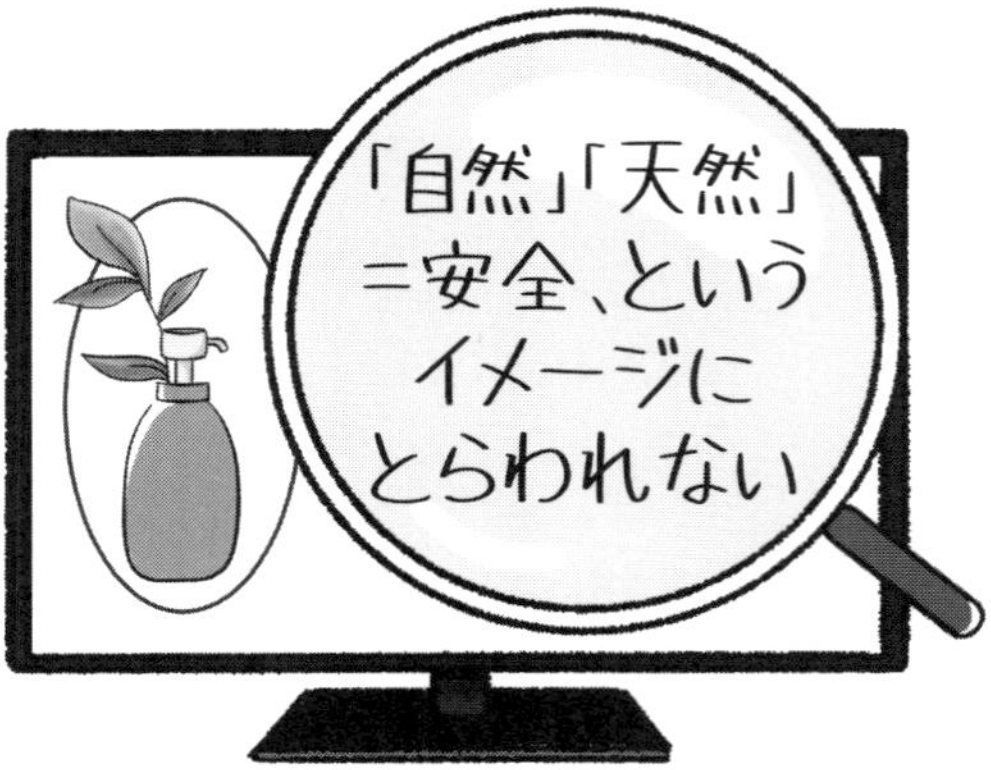
「自然」「天然」
＝安全、という
イメージに
とらわれない

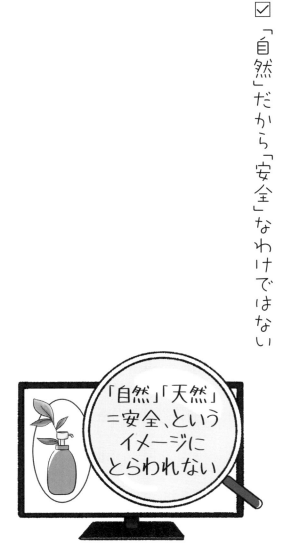

「自然」や「天然」という言葉は、「あるがまま」「人間の手が加えられていない」という意味で使われています。食品や化粧品、生活用品などでは、謳い文句として「自然の恵み」とか「天然成分配合」といったフレーズがよく出てきます。

「自然」や「天然」と対をなす言葉としては「人工」や「合成」があります。「天然甘味料」に対する「合成甘味料」「(合成物) 無添加洗剤」に対する「合成洗剤」などが典型例です。

「自然」「天然」という概念、そして言葉は、私たちの判断、行動に影響を及ぼしているのでしょうか?

かゆみやフケを気にしている人が、頭皮に与えるダメージがなるべく少なそうなシャンプーを探している場面を想像してください。天然成分を配合したと書いてあるシャンプーと、化学合成された成分だけを配合した(天然成分が含まれているとは書かれていない)シャンプーの2種類があった場合、どちらを選ぶと思いますか?

メリット(益)とデメリット(害)の両面から比較 ヒント14 してみましょう。話を単純にするために、シャンプーの益は、髪や頭皮の汚れを落とすこと、シャンプーの害は、髪や頭皮を傷つけることとします。汚れを落とすことや傷つけることについて、その程度を示す数字があれば比較しやすい ヒント8 のですが、通常、商品にそんな数字は書かれていません。判断材料は、「天然」という言葉が書かれているか、いないかです。

「天然」という言葉には、「やさしい」とか「マイルド」といったイメージがあります。そのイメージに引っ張られて、汚れを落とす機能は変わらなくても、髪や頭皮を傷つけることは少なそうだと（勝手に）判断して、天然成分配合のシャンプーを選ぶ人が多いのではないでしょうか。「自然」「天然」のよいイメージはそれほど大きいのです。

■「自然」「天然」イコール安全とは限らない

20年以上前に行われた米国の研究でも、特に食品に関しては自然であることを好む傾向が非常に強いことが示されています。この傾向は、「自然物」と、それと対をなす「人工物」とが効果の面では同等であるという条件を付けても変わりませんでした[4)5)]。

この研究を行ったペンシルベニア大学のポール・ロジン教授によれば、私たち人間は、自然物は健康的で、環境にやさしく、機能的で、かつ安全であるという〝信念〟を持っているといいます。しかし、食中毒を起こす有毒成分を含むキノコや山菜の例[6)]を挙げるまでもなく、「自然」、「天然」なら安全かというと、必ずしもそうとは限りません。

私たち自身の持つ「自然」なら安全という信念は、実際の安全性を過大評価してしまう可能性があるのです。

【コラム】リスクを大きく感じてしまう10の要因

ハーバード大学のリスク解析センターの研究グループは、リスク（111ページ）を（ときに実際以上に）大きく感じてしまう10の要因を挙げています[7)8)]。順に紹介しましょう。

●恐怖心：心臓病で死ぬより、サメに襲われて死ぬほうが恐ろしく感じるように、怖いと感じる事態に対して、私たちはリスクをより大きく感じます。

●制御可能性：車で雪道を走る時、自分の運転より他人の運転のほうが怖いように、自分がコントロールできないものに対して、私たちはリスクをより大きく感じます。

●自然か人工か：食あたりによる腹痛より、薬の副作用による腹痛のほうが重く感じるように、人工の物に対して、私たちはリスクをより大きく感じます。

●選択可能性：自ら希望して部署を異動した場合より、上司の命令で異動になった場合のほうが、不安がより募るように、自分で選択できないものに対して、私たちはリスクをより大きく感じます。

●子どもの関与：大人が誘拐された事件より、子どもが誘拐された事件のほうが恐ろしく感じるように、子どもに関することに対して、私たちはリスクをより大きく感じます。
●**新しい**：昔からある感染症より、未知の感染症（たとえば新型コロナウイルス感染症〈COVID-19〉）のほうが恐ろしく感じたように、よく知らないことに対して、私たちはリスクをより大きく感じます。
●**意識と関心**：連日のように報道され、SNSなどで拡散された事件のように、意識、記憶に残っていることに対して、私たちはリスクをより大きく感じます。
●**自分に起こるか**：遠く離れた外国に上陸しそうな台風より、自分の住む地域に上陸しそうな台風のほうが恐ろしく感じるように、自分や自分の親しい人に起こり得ることに対して、私たちはリスクをより大きく感じます。
●**益と害のトレードオフ**：ある行動や選択から利益が得られる場合、それに伴うリスクについてはより小さく感じます。逆に、特に利益が得られない場合、リスクをより大きく感じます。
●**信頼**：自分を守ってくれる人、自分を最初にリスクにさらす相手（政府、企業）、あるいは、リスクについて説明してくれる人が信頼できない場合、私たちはリスクをより大きく感じます。逆に、それが信頼できる人であれば、リスクをより小さく感じます。

hint28

今のままで大丈夫

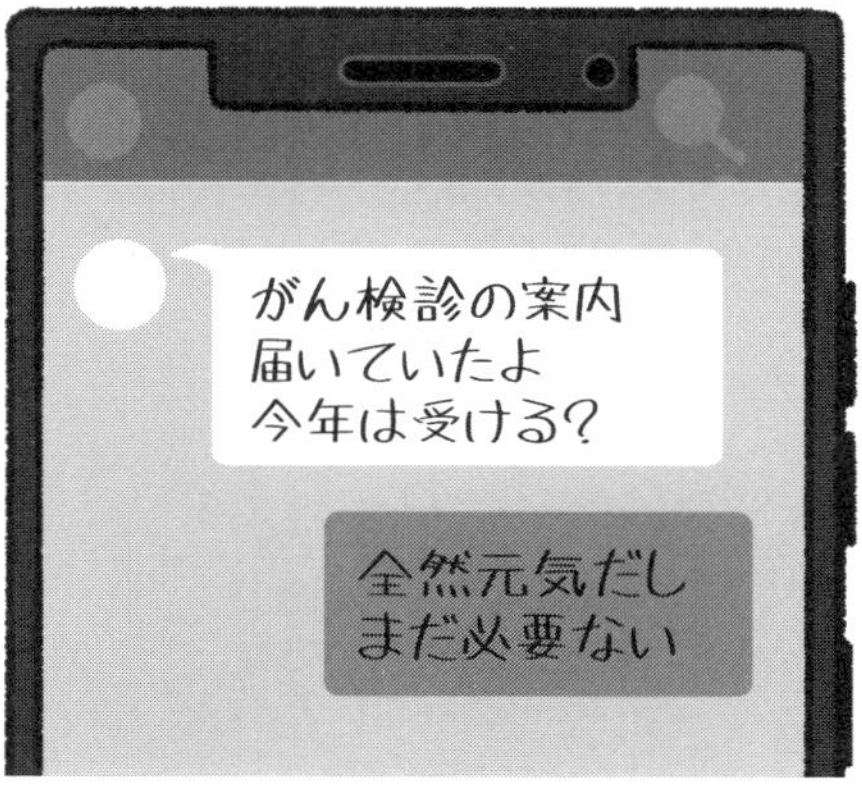

☑ やる前から悪いことばかり考えてしまう

☑ そのためかえって合理的な判断ができない

☑ 一歩踏み出すことができない「現状維持バイアス」

今の状態が
変わるような
行動を避けたい
心理

突然ですが、あなたはがん検診、受けていますか？

がん検診の案内が届いた直後は「受けなくちゃ」と思っても、そのうち忘れてしまい、つい受けずに済ませてしまう……そんな人もいるのではないでしょうか。

がんによる死亡者数は年間38万人を超えており、死因の第1位です[9]。がん検診は、がんを無症状のうちに早期発見し、早期治療につなげることにより、がんによる死亡を防ぐことにつながります[10]。

国の指針[11]に基づき、胃がん、子宮頸がん、肺がん、乳がん、大腸がんの5種類のがん検診が公的に行われています（そのためこれら5種類のがん検診を対策型検診と呼びます[10]）。これらの5種類は、がん検診に伴う利益（がんによる死亡を防ぐ）が不利益（偽陰性・偽陽性、過剰診断、偶発症）を上回ることが認められています[10]。

にもかかわらず、現状ではどのがんも国の目標（受診率60％）に達していません[12]。2022年に行われた「国民生活基礎調査」によれば、過去1年間の受診率は、最も高かった肺がん検診でも男性53・2％、女性46・4％でした[13]。

■自分から一歩踏み出すのが怖い

2023年7月に行われた「がん対策に関する世論調査」（回収数は全体で1626人）では、がん検診を受診していない理由について尋ねています（該当者数905人、複数回答可）。最も多かったのは「心配なときはいつでも医療機関を受診できるから」で23・9％、次いで「費用がかかり経済的にも負担になるから」23・2％、「受ける時間がないから」21・2％、「健康状態に自信があり、必要性を感じないから」16・6％、「がんであると分かるのが怖いから」16・2％などでした[14]。

「がんであると分かるのが怖いから」と答えた人は、体のどこにも異常を感じていないのに、がん検診を受けてがんだと分かったら……と想像をめぐらせたことでしょう。

つらい治療を受けなければならないのではないか、入院や治療に大金がかかるのではないか、仕事が続けられなくなるのではないか、治療の甲斐なくすぐに死んでしまうのではないか……などと、先回りして悪いことばかり思い浮かべ、不安で頭がいっぱいになってしまったのかもしれません。

実際には、がん検診を受けて無症状のうちに見つかったがんは、早期であることも多いので、体への負担がより少ない治療を選択できる場合もあります。

このように、**現状の平穏で変化のない生活を好み、自分から何か行動を起こして失敗してしまうことを恐れるあまり、かえって合理的でない選択をしてしまうことを「現状維持バイアス」といいます**[15]。現状維持バイアスは認知バイアスの一つであり、健康や医療における意思決定に限らず、さまざまな場面で見られます。

【コラム】がん検診の不利益〜偽陰性・偽陽性、過剰診断、偶発症〜

がん検診の利益は、がんで死亡することを防ぐこと、言い換えれば、そのがんで死なずに済むことです。一方、がん検診の不利益とは何でしょうか？　がん情報サービスの「がん検診についての」には、がん検診の主な不利益として、偽陰性、偽陽性、過剰診断、偶発症があると説明されています[16]。

●偽陰性《ぎいんせい》、偽陽性《ぎようせい》

がん検診に限らず、広く検査に関する用語です。

検査で何らかの異常の有無を判定する場合、異常があるときは必ず陽性に、異常がないときは必ず陰性になるのであれば、確実に判定することができます。

しかし現実の検査では、必ずしもそうならないこともあります。異常があっても検査で陰性と出たり（偽陰性）、逆に、異常がなくても検査で陽性と出たり（偽陽性）することがあるのです。もし、偽陰性だった場合、本当は異常があるのに異常なしと判定されることになり、異常が見逃されてしまいます。一方、偽陽性だった場合、本当は異常がないのに異常ありと判定されることになり、本来なら必要のない検査や治療を受けることになりかねません。

●過剰診断

診断する意味のない診断のことを言います。がんの中には、進行が早くすぐに症状が出て死に至るがんもあれば、逆に、進行が非常にゆっくり、あるいは進行しないので、症状も出ないがんもあります（その場合、がんの症状が出る前に他の原因で死ぬことになります）。そんなゆっくり、あるいは進行しないがんは、そもそも治療する必要がないわけです。でも、がんと診断されたら何らかの治療（手術や抗がん剤など）が行われることが多く、治療に伴う身体的、精神的、また経済的な負担がかかってしまいます。

がんと診断された場合に、それが過剰診断かどうかは、患者本人はもちろん、診断した医師にも（少なくとも診断時点では）分かりません。そのため過剰診断は誤解も多いです。

●偶発症

検査にともなう合併症のことです。たとえば、乳がん検診のマンモグラフィー検査では放射線の被ばくがありますし、胃がん検診の内視鏡検査では、ごくまれに、誤って胃を傷つけてしまうことがあるかもしれません。

hint29

将来より今が大切！

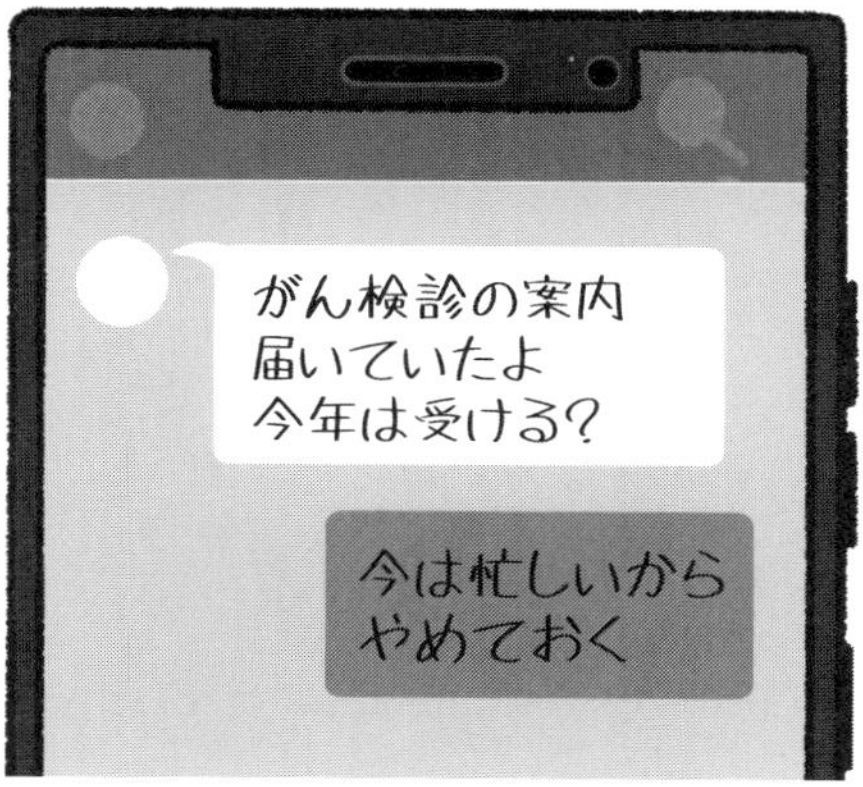

☑ 利益や不利益の見積もりには時間が影響する

☑ 将来のことより現在を優先

☑ やるべきことを後回しにする「現在志向バイアス」

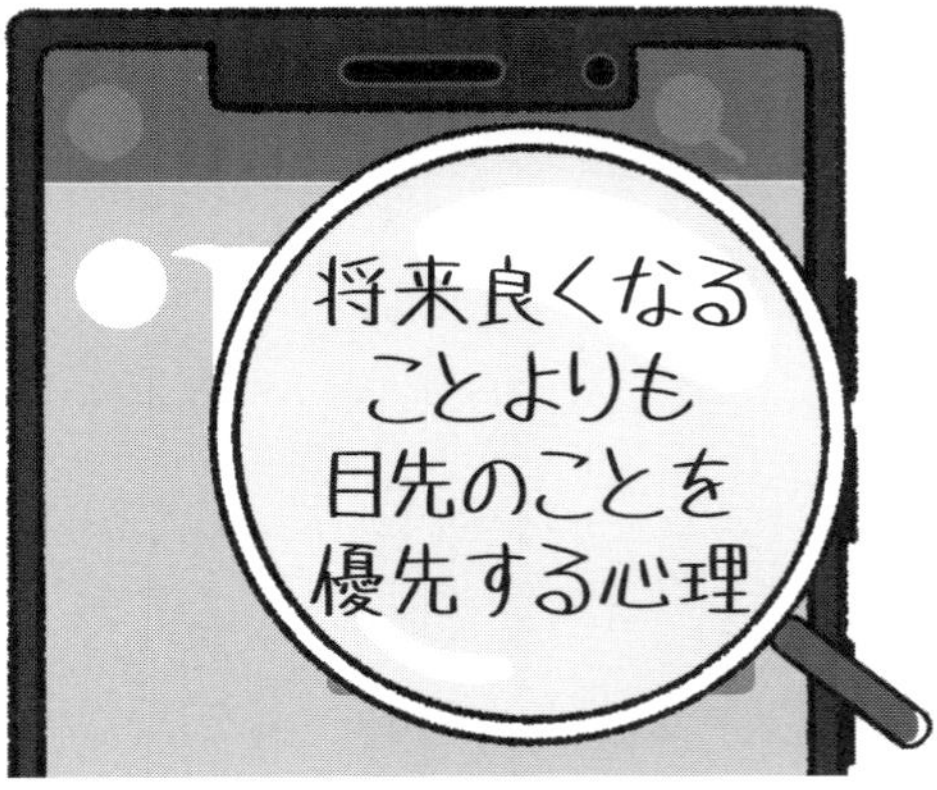

将来良くなる
ことよりも
目先のことを
優先する心理

現状維持バイアス ヒント28 で紹介した、がん検診を受診していない理由についてもう少し考えてみましょう。

「費用がかかり経済的にも負担になるから」（23・2%）を挙げた人は、がん検診にかかる費用（市町村によって異なります）を不利益と受け取ったはずです。

その上で、利益（がんによる死亡を防ぐ）と不利益を比較した結果 ヒント14、不利益のほうが大きいと判断した可能性があります。一見、合理的な判断のようです。

だた、この場合の不利益の見積りには、がん検診の不利益（費用を支払う）を被るのは「今」であるのに対して、利益（がんで死亡するリスクが減る）を得るのは「将来」であるという時間的な違いが影響します。

私たちは一般に、将来起こることよりも、今起こることに重きを置いてしまいがちだからです。

■「現在の利益」>「将来の利益」と考えてしまう

「心配なときはいつでも医療機関を受診できるから」（23・9%）や「受ける時間がないから」（21・2%）にも同じことが言えそうです。

「必要なときはいつでも受診できる」とか「時間がない」と答えた人には、「ちょっと待って！私には今やるべきことが他にある！」という思いがあると考えられます。

「今やるべきこと」は、自分が受け持っている仕事だったり、前から予定していた旅行だったり、人によってさまざまでしょう。「今やるべきこと」が何であったとしても、本人にとっては、将来得られるだろう利益（がんで死亡するリスクが減る）より、現在の利益（仕事を休まずに済む、予定通り旅行に行く）のほうが大きいので、「ちょっと待って！」となるのです。

このように、将来得られるだろう利益に比べて、現在の利益を重視しすぎてしまうことを「現在志向バイアス（現在バイアス）」といいます[17)]。現在の利益に比べて、将来得られるだろう利益を軽くとらえすぎてしまうこととも言えます。

現在志向バイアスは、健康や医療に関して至るところで見られます。

ダイエットのため「甘いお菓子を食べるのは控えよう」と決意したはずの人が、おいしそうなケーキを目の前にすると、先ほどの決心はどこへやら、ついつい食べてしまう（自分への言い訳として「お菓子禁止は明日からにしておこう」と考えを改める）などが典型例です。

今ケーキを食べることにより得られる幸せは、将来痩せてスマートになった自分の姿を見ることで得られる幸せよりも大きいと考えてしまうのです。

hint 30

損をしたくない心理

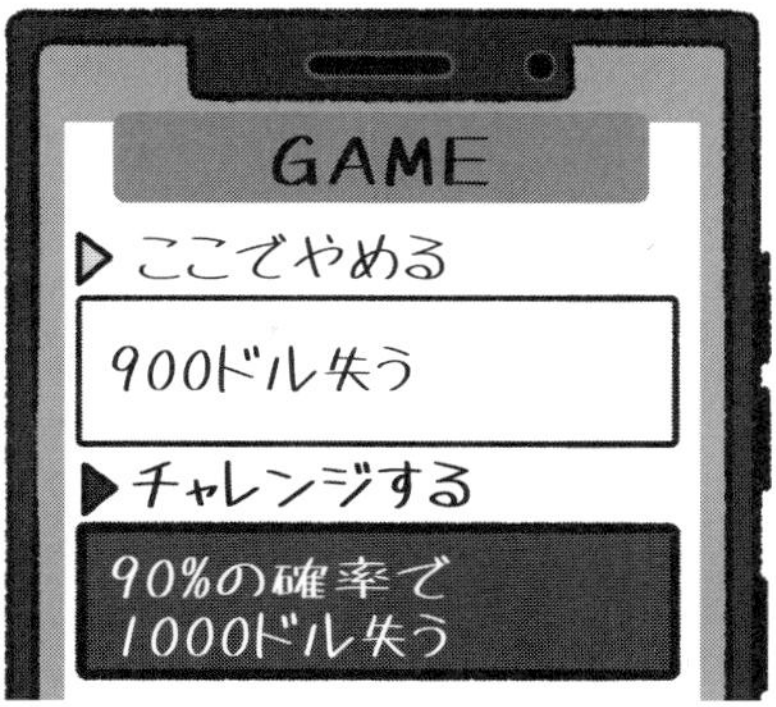

☑ 意思決定には一定のパターンがある

☑ 損失に直面した状況では「損失回避」の心理が働く

☑ 行動経済学は医療にも応用されている

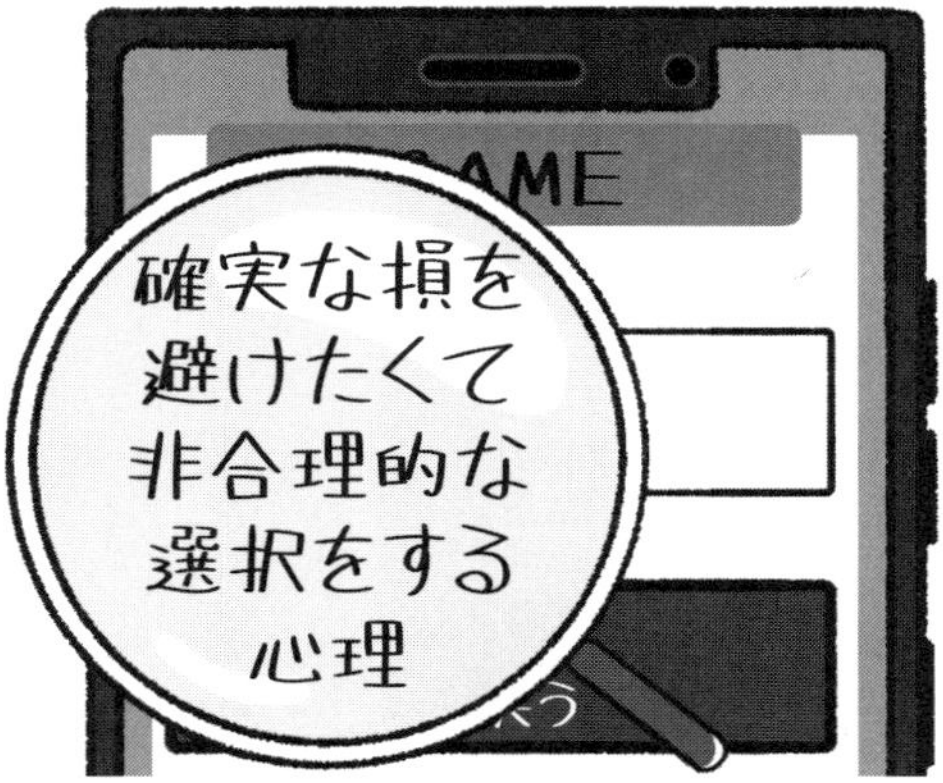
確実な損を
避けたくて
非合理的な
選択をする
心理

人間の意思決定のしかたには、一定のパターンがあります。それを説明したのが、故・ダニエル・カーネマン（1934-2024）と故・エイモス・トベルスキー（1937-1996）によって提唱された「プロスペクト理論」です[18]。

プロスペクト理論は、経済学に心理学の要素を導入したもので、行動経済学が注目される先駆けとなりました（235ページ）。カーネマンの著書『ファスト&スロー　あなたの意思はどのように決まるか？』[19]は世界中でベストセラーになりました。同書で紹介された有名な例を見てみましょう。次の二つの問いに考えてみてください。

(問題1)あなたはどちらを選びますか？

Ａ　確実に900ドルもらえる

Ｂ　90%の確率で1000ドルもらえる

(問題2)あなたはどちらを選びますか？

Ｃ　確実に900ドル失う

Ｄ　90%の確率で1000ドル失う

問題1はＡ、問題2はＤを選ぶ人が多いことが分かっています。

■厳しい状況では損失を避けるために大胆になる

ＡとＢとでは、もらえる金額の期待値は同じです（1000ドル×90%＝900ドル）。でも、自分にとって得になる状況では、多くの人にとって「確実に９００ドルもらえる」ことの利益（嬉しさ）のほうが、「90％の確率で１０００ドルもらえる」ことより大きく感じます。

逆に、自分にとって損になる状況では、「確実に９００ドル失う」ことの損失（悲しさ）は、「90％の確率で１０００ドル失う」ことよりかなり大きく感じてしまうのです。そして、１０００ドル失わなくて済む10％に賭ける選択をします。

私たちが経済的な利益を最大にするよう常に合理的な判断を下す存在（経済人、ホモ・エコノミクス）なら、利益の大きさに応じて嬉しさが増し、損失の大きさに応じて悲しさが増すという直線関係が成り立つはずです。

でも、現実の私たちが抱く感情を加味すると、損をすることは、たとえ少額でもとても悲しく感じてしまうので、それを避けようとして、あえて確実ではない方（90％の確率で１０００ドル失うとしても、10％の確率に賭ける）を選ぶのです。これを「損失回避」と言います。

損失回避は、医療に関する意思決定にも影響します。たとえば、積極的な治療を継続しても回復が見込めないといった、患者にとっては損をする状況では、積極的な治療をやめる（損失が確定する）より、たとえ助かる確率が低くても積極的な治療を継続することも考えられます[20]。効きもしないのにやたらと高額な民間療法に飛びつく人には、損失回避の心理が働いているかもしれません。

【コラム】行動経済学と「ナッジ」

行動経済学は、健康や医療に関する情報にもしばしば応用されます。よく使われているのが「ナッジ（nudge）」です。

ナッジとは本来、「（相手の注意を引くために）ひじで突く」という意味ですが、「（相手の行動に関して）そっと変更を促す」ことを指すようになりました[21)]。**相手の行動を（ナッジを行う側がよりよいと考える方向に）導く際に、相手を強制するのではなく、つい自ら進んで選ぶような仕掛けを施す**ところがナッジのポイントです。

健康や医療に関するよく知られているナッジの一つに、臓器提供の意思表明があります。日本では、臓器を提供する意思があれば「臓器を提供します」の選択肢に自分でマルを付けることになっています（オプトイン方式）。

一方で、諸外国には臓器を提供したくない場合に意思表示する（オプトアウト方式）国もあります。この場合は、何も書かなければ、提供する意思があるとみなされます。

二つの方式を比較したところ、オプトイン方式をとっている国々よりオプトアウト方式をとっている国々のほうが、臓器提供に同意する人の割合が高いことが分かりました[22)]。臓器提供に同意するほうをデフォルトに設定することが影響したと考えられます。

別の例として、東京都八王子市では、大腸がん検診の受診率を高めるためにナッジを応用しました。大腸がん検診で使う便検査キットを対象者に送るときに、パターンA「今年度も大腸がん検診を受診すれば、来年度も便検査キットを送付します」と、パターンB「今年度に大腸がん検診を受診しなければ、来年度は便検査キットが送付されません」という2通りの案内文を作成したところ、パターンA（22・7％）よりパターンB（29・9％）のほうが受診率が高かったのです[23]。来年度は便検査キットを送ってもらえなくなるという損失を回避したい気持ちが働き、大腸がん検診を受診する人が増えたと考えられます。

ナッジは、人々を強制することなく判断や行動を効果的に変えることができる非常に強力な手段です（選択を縛らない点で、リバタリアン・パターナリズムと呼ばれます）。

その一方で、ナッジを強引に使おうとすると、「あなたからは指図されたくない」（干渉者への不信）、「この問題には口出ししてほしくない」（課題・目的への異議）、「そのやり方はないだろう」（方法への反発）といった反応が起こり得ることも指摘されています[24]。

使い方を誤れば、ナッジはだましのテクニックとして使われるおそれがあります。

hint31

周りの人に合わせておこう

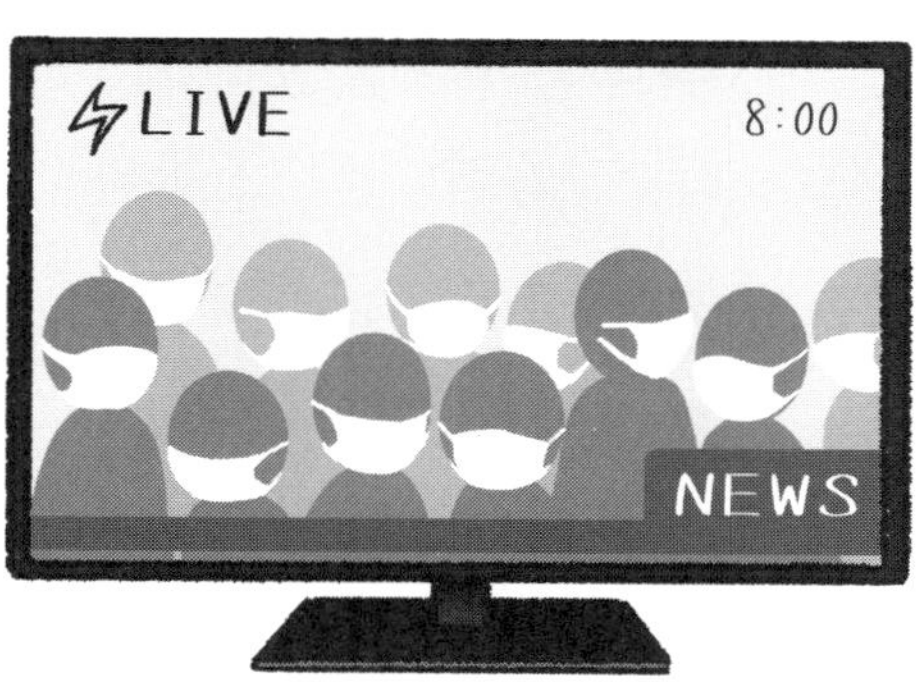

☑ 多数派に合わせてしまう「同調圧力」

☑ 自分に情報がない場合に周囲の判断に頼る

☑ 健康や医療でも同調圧力が働く

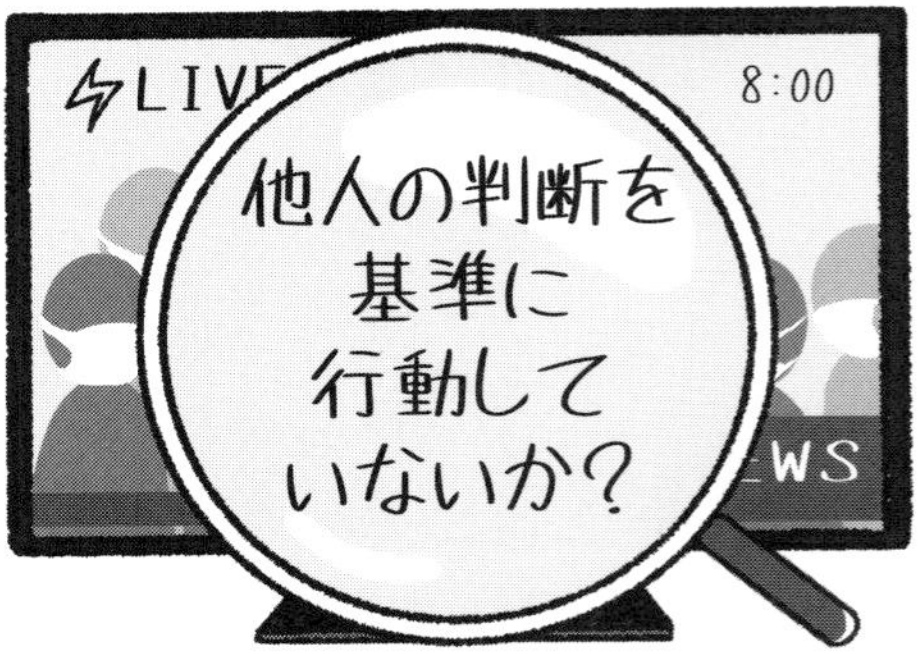
LIVE
8:00
他人の判断を基準に行動していないか？
NEWS

新型コロナウイルス感染症（ＣＯＶＩＤ－19）が報告され始めた２０２０年初頭以後、多くの人が外出時にマスクを着けるようになり需要が急増、一時は品薄になるほどでした。さらに、飲食店などでマスクの着用を執拗に求めたり、着用していない人を罵倒したりすることを指す「マスク警察」という言葉も生まれました[25]。

当時、私たちは、強制されているわけでもないのに、なぜそんなにマスクに執着したのでしょうか。同志社大学心理学部の中谷内一也教授らが興味深い調査を行っています[26][27]。調査時期は２０２０年３月、米国の疾病予防管理センター（ＣＤＣ）がＣＯＶＩＤ－19対策としてマスク着用をすすめる指針を出す（２０２０年４月３日）[28]少し前です。

中谷内さんらは、マスクを着ける理由として、「感染した際の深刻さ」「自分の感染防止」「他者への感染防止」「やれる対策はとりあえずやるという衝動」「同調」「不安の解消」――の六つを想定し、マスク着用とこれら六つの理由との関連を分析しました。

■周囲との「同調」がマスク着用と強く関連

その結果、マスクの着用に関連していたのは断トツで「同調」であり、マスクを着用する本来の目的であるはずの「他者への感染防止」は、きわめて弱い関連しかありませんでした。

少なくとも２０２０年３月時点では、「周囲の皆が着けているから」「自分だけ着けていないと何か言われそうだから」といった理由から、多くの人がマスクを着用していたのです。

「長いものには巻かれろ」ということわざがあるように、**ある集団の中で少数派を多数派に合わせるように仕向ける心理的な圧力のことを「同調圧力」と呼びます。**マスクの着用に限らず、同調は日常生活のさまざまな場面で見られます。

多数派に同調する理由の一つは、自分自身ではあまり十分な情報を持っていない場合に、自分がどうすべきかを判断する上で、他人の判断が入手し得る最大の情報になるからです[29)]。医療の専門家ではない大多数の人々にとって、健康や医療に関する判断にもこの理由が当てはまります。

多数派に同調することにより、労力をかけずに最良の判断、選択に至る場合も多いので、合理的な選択と考えることもできます。

ですがその半面、別の（もっとよい）情報が出てきにくくなるおそれもあります。最悪の場合、全員が道を踏み外すようなことも起こりかねないということも覚えておいてください。

おわりに――情報には限界がある

健康や医療に関する情報に出合ったら注意すべきことは、大きく二つにまとめられます。一つは、**信頼できる情報源を活用する**こと、もう一つは、**〝気を引く情報〟に接したら、いったん立ち止まって吟味する**ことです。

信頼できる健康・医療の情報源は、まずはかかりつけの医師や薬剤師をはじめ、自分のことをよく知ってくれている医療者です（25ページ）。医療の専門家は、私たちが抱くさまざまな疑問（バックグラウンド・クエスチョンはもちろんですが、フォアグラウンド・クエスチョンも）に答えてくれるだけの知識、経験を豊富に備えています（36ページ）。

自分で調べるなら、まずは責任ある立場の人や組織（医学会など）が名前を出して発信する

情報を探します ヒント3 。

特定の病気の治療法などを知りたい場合は、診療ガイドラインを探してみるのもよいと思います ヒント6 。インターネットを使う場合は、「病名」だけではなく、「病名　ガイドライン」と2語で検索します。ただし、診療ガイドラインは一般に、数年ごとに内容が更新されますから、最新版であることを確認するのを忘れずに ヒント1 。

最近では、健康・医療情報に力を入れている公共図書館も増えてきています[1]。図書館の司書は情報の専門家ですので、司書に相談する（レファレンスサービスといいます）と、目的に合った資料・書籍を紹介してくれます。

このように考えると、インターネットの掲示板やＳＮＳの匿名情報に右往左往する前に、できることがたくさんあります。インターネットは、労力や費用がほとんどかからないため簡単で便利ですが、情報の妥当性が確認できない情報、ときにはまったくでたらめな情報が紛れている可能性があります（27ページ）。しかも、誤った情報は、正しい情報より速く、かつ広く拡散するのです ヒント3 。

もう一つの、健康や医療に関する〝気を引く情報〟は、次から次へと目の前に現れます。心身に何らかの不調があるときや、気分が落ち込んでいたりするときは特に、そんな〝気を引く情報〟が容赦なく突き刺さってきます。

飲んだ、治った、だから効いたの「3た療法」ヒント12に深くうなずいたり、レビュー ヒント9 やクチコミ ヒント24 に引っ張られたりすることもあるかもしれません。本書で紹介したような、グラフや統計のカラクリに出くわすこともあるでしょう。そんなときこそ、いったん立ち止まって吟味することが大事です。

なぜこんなに〝気を引く情報〟が後を絶たないのか、そこから考えてみるのもよいかもしれません。

SNSのインフルエンサーが、あたかも自分の経験や感想であるかのように特定の商品やサービスをすすめるステルスマーケティング（ステマ）は、インフルエンサーの後ろに広告主がいます。広告主と契約してステマにいそしむインフルエンサーは、フォロワーのためというより広告主のため、そして自分自身の経済的利益のために〝気を引く情報〟を発信していると言うこともできます ヒント2。

インフルエンサーに限らず、健康や医療に関する情報には広告、つまりビジネスに直結する情報が意外に多いです。サプリメントや健康器具といった商品はもちろん、医療機関（病院や診療所）も広告を出しています。

中でも美容医療に関しては、「今やらなければ間に合わない」などと不安をあおって緊急でもないのにその場で契約を迫ったり、モニター契約など割安な印象を与えて広告よりも高額の契約をさせたりといったトラブルが増えています[2]。美容医療は自由診療、つまり公的医療保険の枠外で行われ、価格も自由に決められることが一因です。美容医療クリニックで働く医師は、クリニックの利益と患者の利益が衝突する状態（利益相反）にあると言うこともできるでしょう ヒント25 。

医療機関の広告に関しては「医療広告ガイドライン」[3][4]が定められており、医療機関が提供するウェブサイトについても禁止されている広告の内容や表現が具体的に示されています[5]。厚生労働省は「医療広告ガイドライン」に違反している疑いがあるウェブサイトを監視する事業（医療機関ネットパトロール[6]）を行っており、通報することができます。科学的根拠（エビデンス）（75ページ）に乏しい情報や事実と異なる写真を載せるなど、ガイドラインに違反する疑いのあるウェブサイトがそれだけあるということでしょう。

最後にもう一つだけ、お伝えしたいことがあります。それは、たとえ信頼できる情報源に幅広くアクセスし、情報の中身を自分なりに吟味できたとしても、そうして得た情報を基にした行動・判断が、情報の通りになるとは限らないという点です。

早期アルツハイマー病の薬であるレカネマブのランダム化比較試験 ヒント11 を思い出してください。服用18カ月時点の認知機能（18点満点）を開始時点と比べると、その差はレカネマブ群では1・21点、一方のプラセボ群では1・66点でした。レカネマブ群はプラセボ群に比べて低下の度合いがより少なく、この違いは統計学的に有意【ヒント13】でした。結果は世界的に有名な学術誌に発表済みで[7]、信頼できる情報です。

この試験で、1・21点とは、レカネマブ群に割り付けられた859人に起きた変化の平均値です。同様に、1・66点とは、プラセボ群に割り付けられた875人に起きた変化の平均値です。認知機能は試験に参加した全員が同じように低下するわけではないので、平均値で比較せざるを得ないのです。もしかしたら、レカネマブ群の中にはプラセボ群の平均値よりも認知機能が低下した人がいたかもしれませんし、プラセボ群の中にはレカネマブ群の平均値よりも認知機能が低下しなかった人がいたかもしれません。

もし自分がレカネマブを使うことにした場合、プラセボを使う場合と比べて、認知機能の低下の度合いが少なくて済むかどうか、それは誰にも分かりません。レカネマブを使い始めた時点で、プラセボを使う自分は存在しない（レカネマブを使いながら同時にプラセボを使うことはあり得ない）のだから、確かめようがないのです。

このように、**健康や医療に関する情報の多くは、現在ではない過去のいずれかの時点で、自分ではない他の誰かに起こったことに基づいています。**

でも、私たちは皆それぞれ異なる存在であり、たとえ情報自体が確かでも、情報が自分の未来を100%予測してくれるわけではありません。つまり、健康や医療に関する情報にはそもそもそも限界があります。

以前にあるがんの専門医に伺ったエピソードが今も心に残っています。「自分のがんは5年生存率が低い」と知って気を落としている患者に対して、その医師は「ではあなたが5年生存率のデータを塗り替えましょう」と励まし、患者と一緒に治療に取り組んだとおっしゃっていました[8]。

健康や医療に関する情報は大切ですし、ヘルスリテラシー（45ページ）を高めることも大切です。でも、それよりもっと大切なのは、**都合のよい情報に過度に踊らされず、同時に、都合の悪い情報に過度に滅入らない**こと、言い換えれば、情報と適度な距離を保つだけの心のゆとりを持つことだと筆者は考えます。

読者の皆様が健康や医療に関する情報を読み解くときに、本書から何か一つでもヒントを得られれば幸いです。

● はじめに

1) Open AI. 使用に関するポリシー（最終更新:2025年1月29日）.
https://openai.com/ja-JP/policies/usage-policies/
2) 北澤京子. 患者のための医療情報収集ガイド. ちくま新書. 2009年.

● 第1章

1) 厚生労働省. 2019年（令和元年）国民生活基礎調査の概況.
https://www.mhlw.go.jp/toukei/saikin/hw/k-tyosa/k-tyosa19/index.html
2) 東京都生活文化局. 健康に関する世論調査（2021年11月）.
https://www.metro.tokyo.lg.jp/tosei/hodohappyo/press/2021/11/18/documents/01.pdf
3) 日本WHO協会. 健康の定義について.
https://japan-who.or.jp/about/who-what/identification-health/
4) 総務省. 令和5年通信利用動向調査（2024年6月）.
https://www.soumu.go.jp/johotsusintokei/statistics/data/240607_1.pdf
5) 総務省情報通信政策研究所. 情報通信メディアの利用時間と情報行動に関する調査.
https://www.soumu.go.jp/iicp/research/results/media_usage-time.html
6) 東京都政策企画局. 保健医療に関する世論調査（2023年2月）.
https://www.metro.tokyo.lg.jp/tosei/hodohappyo/press/2023/02/17/documents/01_full.pdf
7) Shaughnessy AF, Slawson DC, Bennett JH. Becoming an information master: a guidebook to the medical information jungle. J Fam Pract. 1994; 39(5): 489-99.
8) 大野智. 健康・医療情報の見極め方・向き合い方―健康・医療に関わる賢い選択のために知っておきたいコツ教えます. 大修館書店. 2020年.
9) 総務省情報通信政策研究所. 令和5年度情報通信メディアの利用時間と情報行動に関する調査報告書〈概要〉（2024年6月）.
https://www.soumu.go.jp/main_content/000953019.pdf
10) キャス・サンスティーン 著、石川幸憲 訳. インターネットは民主主義の敵か. 毎日新聞出版. 2003年（原著は2001年）.
11) イーライ・パリサー 著、井口耕二 訳. 閉じこもるインターネット―グーグル・パーソナライズ・民主主義. 早川書房. 2012年（原著は2011年）.
12) 国立健康・栄養研究所. 素材情報データベース.
https://www.nibiohn.go.jp/eiken/info/hf2.html
13) 日本皮膚科学会. 皮膚科Q&A.
https://www.dermatol.or.jp/qa/
14) 国立国語研究所. 外来語に関する意識調査II（全国調査）（2005年3月）.
https://repository.ninjal.ac.jp/records/2320
15) 国立国語研究所. 非医療者に対する理解度等の調査.
https://www2.ninjal.ac.jp/byoin/tyosa/rikai/
16) 国立国語研究所「病院の言葉」委員会 編著. 病院の言葉を分かりやすく―工夫の提案―. 勁草書房. 2009年.
17) 神里綾子、吉田幸恵. 医学研究用語に対する一般市民の認知度・理解度調査―インターネット調査結果からの考察―. 臨床薬理. 2020; 51: 187-97.
18) 福田洋、江口泰正 編著. ヘルスリテラシー ―健康教育の新しいキーワード. 大修館書店. 2016年.

19）「保健医療2035」策定懇談会. 保健医療2035提言書（2015年6月）.
https://www.mhlw.go.jp/file/05-Shingikai-12601000-Seisakutoukatsukan-Sanjikanshitsu_Shakaihoshoutantou/0000088654.pdf
20）上松恵理子. 日本語の新たなリテラシー. 現代社会文化研究. 2007; 40: 331-41.
21）Nutbeam D. Health literacy as a public health goal: a challenge for contemporary health education and communication strategies into the 21st century. Health Promot Int. 2000; 15.259-67.
22）Nakayama K, Osaka W, Togari T, et al. Comprehensive health literacy in Japan is lower than in Europe: a validated Japanese-language assessment of health literacy. BMJ Public Health. 2015; 15: 505.
23）Ishikawa H, Nomura K, Sato M, Yano E. Developing a measure of communicative and critical health literacy: a pilot study of Japanese office workers. Health Promot Int. 2008; 23: 269-74.

● 第2章

1） Silberg WM, Lundberg GD, Musacchio RA. Assessing, controlling, and assuring the quality of medical information on the Internet: Caveant lector et viewor-Let the reader and viewer beware. JAMA. 1997; 277: 1244-5.
2） 健康を決める力「インターネット上の保健医療情報の見方」.
https://www.healthliteracy.jp/internet/post_10.html
3） 中山和弘. これからのヘルスリテラシー――健康を決める力. 講談社. 2022年.
4） 聖路加国際大学. ヘルスリテラシー講座.
https://car.luke.ac.jp/HLproject-1/course.html
5） 日本製薬工業協会. くすりの情報Q&A. Q42.
https://www.jpma.or.jp/about_medicine/guide/med_qa/q42.html
6） 国立がん研究センター. がん情報サービス.
https://ganjoho.jp/public/index.html
7） 消費者庁. 事例でわかる景品表示法 不当景品類及び不当表示防止法ガイドブック（2024年7月改訂版）.
https://www.caa.go.jp/policies/policy/representation/fair_labeling/assets/representation_cms201_240806_02.pdf
8） 消費者庁. 令和5年10月1日からステルスマーケティングは景品表示法違反となります.
https://www.caa.go.jp/policies/policy/representation/fair_labeling/stealth_marketing
9） 消費者庁. 第1回ステルスマーケティングに関する検討会（2022年9月16日開催）参考資料2「現役のインフルエンサーに対するアンケート結果」.
https://www.caa.go.jp/policies/policy/representation/meeting_materials/assets/representation_cms216_220915_07.pdf
10）Vosoughi S, Roy D, Aral S. The spread of true and false news online. Science. 2018; 359: 1146-51.
11）誤情報は20倍速く拡散 ツイッターの投稿分析. 日本経済新聞（2018年3月9日）.
12）前田樹海. 誰も教えてくれなかったオーサーシップ[第1回]日本のオーサーシップ基準の現状. 週刊医学界新聞（看護号）第3430号（2021年7月26日）.
13）文部科学省. 研究活動における不正事案について.
https://www.mext.go.jp/a_menu/jinzai/fusei/1360483.htm
14）文部科学省. 文部科学省の予算の配分又は措置により行われる研究活動において不正行

為が認定された事案(一覧)令和5年度(2023年度).
https://www.mext.go.jp/a_menu/jinzai/fusei/1360847_00010.htm
15) International Committee of Medical Journal Editors. Defining the Role of Authors and Contributors.
https://www.icmje.org/recommendations/browse/roles-and-responsibilities/defining-the-role-of-authors-and-contributors.html
16) 日本医学会 日本医学雑誌編集者会議. 医学雑誌編集ガイドライン2022(2022年3月).
https://jams.med.or.jp/guideline/jamje_2022.pdf
17) Google Scholar
https://scholar.google.co.jp/
18) レファレンス協同データベース.「巨人の肩の上に立つ」という言葉のいわれを知りたい(登録2014年4月1日. 更新2021年1月12日).
https://crd.ndl.go.jp/reference/entry/index.php?id=1000151707&page=ref_view
19) Guyatt GH. Evidence-based medicine. ACP J Club. 1991; 114: A-16.
20) Evidence-Based Medicine Working Group. Evidence-Based Medicine: A New Approach to Teaching the Practice of Medicine. JAMA. 1992; 268: 2420-5.
21) Sackett DL, Richardson WS, Rosenberg W, Haynes RB. Evidence-based Medicine: how to practice and teach EBM. Churchill Livingstone.
22) Haynes RB, Devereaux PJ, Guyatt GH. Physicians' and patients' choices in evidence based practice. BMJ. 2002; 324: 1350.
23) Minds診療ガイドライン作成マニュアル編集委員会. Minds診療ガイドライン作成マニュアル2020 ver.3.0. 公益財団法人日本医療機能評価機構EBM医療情報部. 2021年.
24) 日本乳癌学会. 患者さんのための乳がん診療ガイドライン2023年版.
https://jbcs.xsrv.jp/guideline/p2023/
25) Mindsガイドラインライブラリ.
https://minds.jcqhc.or.jp/
26) A.L.Cochrane 著、森亨 訳. 効果と効率—保健と医療の疫学. サイエンティスト社. 1999年(原著は1972年).
27) 日経ドラッグインフォメーション東日本大震災取材班 編著. ドキュメント東日本大震災:そのとき薬剤師は医療チームの要になった. 日経BP社. 2011年.
28) 内閣府. 薬局の利用に関する世論調査(令和2年10月調査).
https://survey.gov-online.go.jp/r02/r02-yakkyoku/
29) 土井脩. 患者への薬剤名の開示. 医薬品医療機器レギュラトリーサイエンス. 2015; 46: 104-5.
30) 別府宏圀. 第10回日本臨床薬理学会シンポジウム2「2.医師の立場から」. 臨床薬理. 1990; 21: 335-40.

● 第3章

1) OECD. Survey of Adult Skills(PIAAC).
https://www.oecd.org/en/about/programmes/piaac.html
2) 国立教育政策所 編. 成人スキルの国際比較—OECD国際成人力調査(PIAAC)報告書. 明石書店. 2013年. (概要は国立政策研究所のウェブサイトからダウンロードできる。
https://www.nier.go.jp/04_kenkyu_annai/pdf/piaac_summary_2013.pdf)
3) OECD. Do Adults Have the Skills They Need to Thrive in a Changing World? Survey of Adult Skills 2023.

https://www.oecd.org/en/publications/do-adults-have-the-skills-they-need-to-thrive-in-a-changing-world_b263dc5d-en.html
4) 一般社団法人日本形成外科学会. 一般の方へ「形成外科で扱う疾患」やけど(熱傷).
https://jsprs.or.jp/general/disease/kega_kizuato/yakedo/yakedo.html
5) 公益財団法人長寿科学振興財団.　介護保険の介護度とは.
https://www.tyojyu.or.jp/net/kaigo-seido/kaigo-hoken/kaigodo.html
6) 福原俊一. 臨床研究の道標第2版〈上巻〉7つのステップで学ぶ研究デザイン. 特定非営利活動法人健康医療評価機構. 2013年.
7) 日本高血圧学会高血圧治療ガイドライン作成委員会 編. 高血圧治療ガイドライン2019. ライフサイエンス出版. 2019年.
8) 厚生労働省. 令和2年受療行動調査(確定数)の概況.
https://www.mhlw.go.jp/toukei/saikin/hw/jyuryo/20/kakutei.html
9) 竹久和志、本田真也、日比隆太郎ら. 医療機関のGoogleレビューにおける評点とクチコミ評価項目の分析:観察研究. 日本プライマリ・ケア連合学会誌. 2023; 46(1): 2-11.
10) Woloshin S, Schwartz LM. Communicating data about the benefits and harms of treatment: a randomized trial. Ann Intern Med. 2011; 155: 87-96.
11) 国立がん研究センター. がん情報サービス「科学的根拠に基づくがん予防」.
https://ganjoho.jp/public/pre_scr/cause_prevention/evidence_based.html
12) 温暖化で食中毒増える? 辛いもの摂取、腐敗気づかず. 日経電子版(2024年11月9日)
13) ISO/IEC Guide 51:2014(en). Safety aspects-Guidelines for their inclusion in standards.
https://www.iso.org/obp/ui/#iso:std:iso-iec:guide:51:ed-3:v1:en
14) 地震調査研究推進本部. 南海トラフで発生する地震.
https://www.jishin.go.jp/regional_seismicity/rs_kaiko/k_nankai/
15) Porta M(ed). A Dictionary of Epidemiology (6th edition). Oxford University Press. 2014.
16) エーザイ認知症薬を承認へ. 日本経済新聞(2023年8月22日).
17) van Dyck CH, Swanson CJ, Aisen P, et al. Lecanemab in Early Alzheimer's Disease. N Engl J Med. 2023; 388: 9-21.
18) Wasserstain RL, Lazar NA. The ASA Statement on p-Values: Context, Process, and Purpose. The American Statistician. 2016; 70(2): 129-33.
19) 日本計量生物学会. 統計的有意性とP値に関するASA声明.
http://www.biometrics.gr.jp/news/all/ASA.pdf
20) 佐藤俊哉. ASA声明と疫学研究におけるP値. 計量生物学. 2017; 38(2): 109-15.
21) トム&デイヴィッド・チヴァース 著、北澤京子 訳. ニュースの数字をどう読むか―統計にだまされないための22章. ちくま新書. 2022年.
22) Minds診療ガイドライン作成マニュアル編集委員会. Minds診療ガイドライン作成マニュアル2020 ver.3.0. 公益財団法人日本医療機能評価機構EBM医療情報部. 2021年.
23) Schwartz LM, Woloshin S, Welch HG. The drug facts box: providing consumers with simple tabular data on drug benefit and harm. Med Decis Making. 2007;27(5):655-62.
24) Schwartz LM, Woloshin S, Welch HG. Using a Drug Fact Box to Communicate Drug Benefits and Harms: Two Randomized Trials. Ann Intern Med. 2009; 150: 516-27.
25) Woloshin S, Schwartz LM, Welch HG. Know Your Chances: Understanding Health Statistics. Berkeley(CA): University of California Press; 2008.
26) スティーヴン・ウォロシン、リサ・M・シュワルツ、H・ギルバート・ウェルチ 著、北澤京子 訳. 病気の「数字」のウソを見抜く：医者に聞くべき10の質問．日経BP社．2011年．
27） Fisher B, Costantino JP, Wickerham DL, et al. Tamoxifen for Prevention of BreastCancer: Report of the National Surgical Adjuvant Breast and Bowel Project P-1 Study. J Natl Cancer Inst. 1998; 90: 1371-88.
28） McDowell M, Rebitschek FG, Gigerenzer G, Wegwarth O. A Simple Tool for Communicating the Benefits and Harms of Health Interventions: A Guide for Creating a Fact Box. MDM Policy Pract. 2016; 1(1): 1-10.
29） Harding Center for Risk Literacy. Fact Boxes. https://www.hardingcenter.de/en/transfer-and-impact/fact-boxes
30） Cardiovascular disease: risk assessment and reduction, including lipid modification. NICE guideline [NG238] (published 14 December 2023) Patient decision aid information "Should I take a statin?" https://www.nice.org.uk/guidance/ng238/resources/patient-decision-aid-information-243780160
31） 原文（英語）では「When a measure becomes a target, it ceases to be a good measure」
32） 首相官邸．新型コロナウイルス感染症に関する菅内閣総理大臣記者会見（2021年5月7日）．
https://www.kantei.go.jp/jp/99_suga/statement/2021/0507kaiken.html
33） ワクチン接種、1日100万回目標　首相が緊急事態延長陳謝．日本経済新聞（2021年5月7日．2021年5月8日更新）．

● 第4章

1） アルベルト・カイロ 著、薮井真澄 訳．グラフのウソを見破る技術―マイアミ大学ビジュアル・ジャーナリズム講座．ダイヤモンド社．2020年．
2） Hozawa A, Okamura T, Murakami Y, et al. Joint Impact of Smoking and Hypertension on Cardiovascular Disease and All-Cause Mortality in Japan: NIPPON DATA80, a 19-year Follow-Up. Hypertens Res. 2007; 30(12): 1169-75.
3） Lincoff AM, Brown-Frandsen K, Colhoun HM, et al. Semaglutide and Cardiovascular Outcomes in Obesity without Diabetes. N Eng J Med. 2023; 389 (24): 2221-32.
4） 令和6年版厚生労働白書．第1章こころの健康と向き合い、健やかに暮らすことのできる社会に．図表1-1-20.
https://www.mhlw.go.jp/wp/hakusyo/kousei/23/dl/1-01.pdf
5） Greinacher A, Thiele T, Warkentin TE, et al. Thrombotic Thrombocytopenia after ChAdOx1 nCov-19 Vaccination. N Engl M Med. 2021; 384(22): 2092-101.
6） Schultz NH, Sørvoll IH, Michelsen AE, et al. Thrombosis and Thrombocytopenia after ChAdOx1 nCoV Vaccination. N Engl J Med. 2021; 384(22): 2124-30.
7） Scully M, Singh D, Lown R, et al. Pathologic Antibodies to Platelet Factor 4 after ChAdOx1 nCoV-19 Vaccination. N Engl J Med. 2021; 384(23): 2202-11.
8） Cines DB, Bussel JB. SARS-CoV-2 Vaccine-Induced Immune Thrombotic Thrombocytopenia. N Engl J Med. 2021; 384(23): 2254-6.
9） Folegatti PM, Ewer KJ, Aley PK, et al. Safety and immunogenicity of the ChAdOx1 nCoV-19 vaccine against SARS-CoV-2: a preliminary report of a phase 1/2, single-blind, randomised controlled trial. Lancet. 2020; 396

(10249): 467-78.
10) アストラゼネカ. アストラゼネカの新型コロナウイルスワクチン「バキスゼブリア筋注」、日本における特例承認を取得(2021年5月21日).
https://www.astrazeneca.co.jp/media/press-releases1/2021/2021052101.html
11) 厚生労働省健康局健康課予防接種室. アストラゼネカ社ワクチンの接種・流通体制の構築について(2021年8月4日).
https://www.mhlw.go.jp/content/10906000/000816190.pdf
12) 厚生労働省第69回厚生科学審議会予防接種・ワクチン分科会副反応検討部会. 令和3年度第18回薬事・食品衛生審議会薬事分科会医薬品等安全対策部会安全対策調査会 合同開催(2021年10月1日). 資料2-5-3.
https://www.mhlw.go.jp/stf/shingi2/0000208910_00031.html
https://www.mhlw.go.jp/content/10601000/000838228.pdf
13) アストラ製ワクチン、血小板減少伴う血栓症疑い　国内でも初報告. 朝日新聞デジタル(2021年10月1日).

● 第5章

1) データサイエンス系学部、1900人増 17大学で23年新設. 日本経済新聞(2023年2月3日).
2) 総務省統計局. 統計学習の指導のために(先生向け)統計とは?
https://www.stat.go.jp/teacher/statistics.html
3) 国立がん研究センターがん情報サービス. 最新がん統計「4.がんの生存率」.
https://ganjoho.jp/reg_stat/statistics/stat/summary.html#anchor4
4) Tversky A, Kahneman D. The Framing of Decisions and the Psychology of Choice. Science. 1981; 211: 453-8.
5) 静岡県立静岡がんセンター. がん体験者の悩みQ&A(Web版がんよろず相談Q&A) 5年生存率で何がわかるか.
https://www.scchr.jp/cancerqa/jyogen_4200693.html
6) 神奈川県立がんセンター. がん統計で使用される用語と指標.
https://kcch.kanagawa-pho.jp/data/media/kanagawa-hospital/page/ganjoho/cancer_statistics_terms.pdf
7) 国立がん研究センター.　院内がん登録生存率集計結果閲覧システム.
https://hbcr-survival.ganjoho.jp/
8) 国立がん研究センター.　院内がん登録2014-15年5年生存率、2010年10年生存率集計公表　ネット・サバイバルによる初集計(2023年3月16日).
https://www.ncc.go.jp/jp/information/pr_release/2023/0316/index.html
9) 国立がん研究センター.　院内がん登録2014-15年5年生存率. 2010年10年生存率集計報告書説明資料(2023年3月16日).
https://www.ncc.go.jp/jp/information/pr_release/2023/0316/slide_seizonritsu2022.pdf
10) 岡野誠. 「好きなプロ野球チーム」センバツ球児のトップ3に"変化"…巨人でもソフトバンクでもない1位は?「度会隆輝ら若手ズラリ…DeNAに可能性」. NumberWeb(2024年4月7日).
11) 坪野吉孝. 疫学:新型コロナ論文で学ぶ基礎と応用. 勁草書房. 2021年.
12) 大橋純江. 東京都における看護職の喫煙に関連する要因分析. 東京都看護協会学会誌. 2021; 1: 5-10.
13) 日本たばこ産業. 国内たばこ事業関連データ「喫煙者率」.

https://www.jti.co.jp/tobacco/data/smokers/index.html
14) Messerli FH. Chocolate Consumption, Cognitive Function, and Nobel Laureates. N Engl J Med. 2012; 367: 1562-4.
15) 中室牧子、津川友介. チョコレートの消費量が増えるとノーベル賞受賞者が増える?. ダイヤモンドオンライン(2017年4月14日).
16) Pritchard C. Does chocolate make you clever?　BBC News(2012年11月19日).
17) スポーツ庁. 平成26年度体力・運動能力調査の概要及び報告書について.
https://www.mext.go.jp/sports/b_menu/toukei/chousa04/tairyoku/kekka/k_detail/1368152.htm
18) Okabayashi S, Kitazawa K, Kawamura T, Nakayama T. E-Learning Material of Evidence-Based Medicine for Laypersons. Health Lit Res Pract. 2022; 6(4): e290-e299.
19) Okabayashi S, Kitazawa K, Noma H, et al. Effectiveness of e-learning material on essential components of evidence-based medicine among laypersons: a randomized controlled trial. Health Educ Res. 2024; 39(5): 466-74.

● 第6章

1) 有権者情報サイトへの訪問急増「スウィフトさん効果」で―米大統領選. 時事ドットコム(2024年9月13日).
2) 日本医師会. 医の倫理綱領. 日本医師会雑誌. 2022; 151(4)付録.
https://www.med.or.jp/dl-med/doctor/rinri/inorinri_leaflet.pdf
3) 三瀬朋子. 医学と利益相反―アメリカから学ぶ. 弘文堂. 2007年.
4) ProPublica. Dollars for Docs
https://projects.propublica.org/docdollars/
5) 医療ガバナンス研究所.製薬マネーデータベース YEN FOR DOCS.
https://yenfordocs.jp/
6) アーサー・クラインマン 著、江口重幸、五木田紳、上野豪志 訳. 病いの語り―慢性の病いをめぐる臨床人類学. 誠信書房. 1996年.
7) 道信良子. 人間の文化的多様性を理解する―医学・医療系大学教育における文化人類学の貢献―. 医学教育. 2013; 44(5): 274-8.
8) 岡田健. こっそり、じっくり読んで共感 ビルの一室に図書館「闘病記の森」. 朝日新聞デジタル(2024年1月18日).
9) 小林麻央のオフィシャルブログKOKORO.
https://ameblo.jp/maokobayashi0721/
10) Mao Kobayashi: Japanese cancer blogger dies at 34. BBC(2017年6月23日).
11) 認定NPO法人健康と病いの語りディペックス・ジャパン.
https://www.dipex-j.org/
12) 石井保志. 闘病記文庫入門―医療情報資源としての闘病記の提供方法. 日本図書館協会. 2011年.
13) 古田雄介. 44歳で妻に先立たれた男「闘病記」に懸けた人生. 東洋経済ONLINE(2021年4月2日).

● 第7章

1) Gregory RL. Distortion of visual space as inappropriate constancy scaling. Nature. 1963; 199: 678–80.
2) 田谷修一郎. 身体特徴の違いが生む空間知覚の個人差. 基礎心理学研究. 2016; 34: 269-75.
3) 池田まさみ. 認知バイアスの心理学―知覚・認知編. 心理学ワールド106号(2024年7月). 42-3.
4) Rozin P, Spranca M, Krieger Z, et al. Preference for natural: instrumental and ideational/moral motivations, and the contrast between foods and medicines. Appetite. 2004; 43(2): 147–54.
5) 渡邊久晃. 自然感の影響―既存研究の整理と今後の研究の方向性―. マーケティングジャーナル. 2023; 43(1): 75-82.
6) キノコ狩りや山菜採りなどで毒のあるキノコや山菜などにご注意を!　うっかり食べると食中毒に.　政府広報オンライン(2024年7月25日). https://www.gov-online.go.jp/useful/article/201609/2.html
7) Ropeik D, Slovic P. Risk Communication: A Neglected Tool in Protecting Public Health. Risk in Perspective. 2003; 11(2).
8) 佐藤健太郎. 「ゼロリスク社会」の罠:「怖い」が判断を狂わせる. 光文社新書. 2012年.
9) 厚生労働省. 令和5年(2023年)人口動態月報年計(概数)の概況. https://www.mhlw.go.jp/toukei/saikin/hw/jinkou/geppo/nengai23/dl/gaikyouR5.pdf
10) 国立がん研究センター. がん情報サービス「がん検診について」. https://ganjoho.jp/public/pre_scr/screening/about_scr01.html
11) 厚生労働省. がん予防重点健康教育及びがん検診実施のための指針(令和6年2月14日一部改正). https://www.mhlw.go.jp/content/10900000/001266917.pdf
12) 第4期がん対策推進基本計画(令和5年3月28日閣議決定). https://www.mhlw.go.jp/content/10900000/001138884.pdf
13) 厚生労働省.2022(令和4)年国民生活基礎調査の概況(III世帯員の健康状況). https://www.mhlw.go.jp/toukei/saikin/hw/k-tyosa/k-tyosa22/index.html
14) 内閣府. がん対策に関する世論調査(令和5年7月調査)調査結果の概要. https://survey.gov-online.go.jp/r05/r05-gantaisaku/2.html
15) Samuelson W, Zeckhauser R. Status Quo Bias in Decision Making. J. Risk Uncertain. 1988; 1: 7–59.
16) 国立がん研究センター. がん情報サービス「がん検診について」. https://ganjoho.jp/public/pre_scr/screening/index.html
17) Wang Y, Sloan FA. Present bias and health. J Risk Uncertain. 2018; 57(2): 177–98.
18) Kahneman D, Tversky A. Prospect theory: an analysis of decision under risk. Econometrica. 1979; 47(2): 263–92.
19) ダニエル・カーネマン 著、村井章子 訳. ファスト&スロー　あなたの意思はどのように決まるか?(上、下). ハヤカワ文庫、2014年.
20) 平井啓. 損失回避　治療をやめる意思決定は難しい. 週刊医学界新聞(看護号)第3241号(2017年9月25日).
21) 水野篤. ナッジとは(最終更新日:2024年3月26日). e-ヘルスネット[情報提供]. https://www.e-healthnet.mhlw.go.jp/information/policy/n-001.html